JN009038

療養者が
望む暮らしを支える

地域・在宅
看護過程

尾崎章子・蒔田寛子 編著

医歯薬出版株式会社

編　集

尾崎　章子 東北大学大学院　医学系研究科保健学専攻　教授

蒔田　寛子 豊橋創造大学大学院　健康科学研究科　教授

執　筆（五十音順）

板垣　ゆみ 東京都医学総合研究所　難病ケア看護ユニット　非常勤研究員

尾崎　章子 編集に同じ

清水　恵 東北大学大学院　医学系研究科保健学専攻　講師

西澤　和義 豊橋創造大学　保健医療学部看護学科　講師

蒔田　寛子 編集に同じ

This book is originally published in Japanese
under the title of :

Ryoyosha-ga Nozomukurashi-o Sasaeru
Chiiki・Zaitaku Kango Katei

（Community and Home Health Nursing Process）

Editors :
Ozaki, Akiko
　　Professor, Tohoku University
Makita, Hiroko
　　Professor, Toyohashi Sozo University

© 2023　1st ed.

ISHIYAKU PUBLISHERS, INC.
　7-10, Honkomagome 1 chome, Bunkyo-ku,
　Tokyo 113-8612, Japan

はじめに

　地域・在宅看護は，地域で療養する人びとに対し，対象の暮らしの場で看護を展開します．対象を「患者」ではなく，「地域で生活する人」ととらえ，生活の質向上（その人が望む暮らしの実現）をめざします．具体的には，療養者・家族の可能性を見出し，意向や希望の実現に向けて支援していきます．そのため，地域・在宅看護領域における看護過程は，対象の看護上の問題点を抽出して解決する問題解決型アプローチだけでなく，療養者や家族の意向や希望をどのように実現できるかについて，ともに考えていく目標志向型アプローチもたいへん重要です．本書では，そのような目標志向型アプローチが展開できるよう工夫しました．これが本書の第 1 の特長です．

　2 つ目の特長は，地域・在宅看護過程におけるアセスメントの枠組みを新たに考案したことです．これは本書の編者のひとりである蒔田の研究をふまえ，在宅療養生活を継続するための訪問看護師の卓越した看護実践の知見をもとに，執筆者メンバーで議論を積み重ね開発したアセスメント・モデルです．自宅で暮らす療養者は，医療や看護の提供体制が整備されさえすれば生活していけるわけではありません．食事の準備やゴミ出しなども含め，すべての生活条件を整備する必要があります．本書では地域で療養生活を継続していくうえで必要な情報収集の視点として 13 の項目を設定しました．次に，これらの網羅的な情報を「自立した暮らし」「安全な暮らし」「その人らしい暮らし」の視点から統合し，最後に「今後の療養生活の方向性」をアセスメントのまとめとして位置づけました．

　さらに 3 つ目の特長は，看護計画に多職種との連携による共同計画（collaboration plan：CP）を取り入れたことです．療養者の希望を叶え，安全・安心な療養生活を支援するには多職種との連携や協働が不可欠です．訪問看護師がどのような職種や機関とどのように連携・協働していくかを計画として具体的に明文化できるように工夫しました．このことにより，連携・協働に関する個別の看護実践が可視化されると考えています．

　4 つ目の特長は，療養者・家族の希望を叶えるために，保険制度上の報酬ではカバーされない希望に看護師の立場でできることは何かを考え実行することについて取りあげた点です．現在，人工呼吸器を使用した療養者への訪問看護による外出支援は，診療報酬や介護報酬では算定できません．療養者の希望を実現するために，看護師としてできること，やるべきことは何かを考え，可能なかぎり療養者の生活の質向上を支援する重要性を，事例を通して説明しています．柔軟に看護を創造することの重要性が感じられると思います．

　看護過程の展開は大変，あるいは苦手と思っている学生さんもいると思います．本書が地域・在宅看護の演習や実習を進めるうえでの伴奏者になれれば，執筆者の望外の喜びです．本書を活用して改善すべき点がありましたら遠慮なくお知らせください．今後の改訂にいかしていきたいと思っています．もちろんポジティブなご感想も今後の励みになります．執筆者一同，皆さんの実り多い演習・実習を応援しています．

2023 年 11 月　尾崎章子，蒔田寛子

もくじ

本文デザイン・装丁：ISSHIKI

第1章

地域・在宅看護とは

1 地域・在宅看護とは

　人は地域に生まれ，育ち，学び，働き，暮らして一生を終える．疾病や傷害によって医療機関に入院しても治療という目的を終えたら，再び地域に戻っていく．人びとの生活の基盤は地域にある．たとえ病いや障害があっても，住み慣れた地域で自身が望む暮らしや生き方を追求したいと望むことはごく自然な欲求であり，基本的人権のひとつであろう．

　　　　　……………………

　地域・在宅看護は，年齢，疾患や障害の種類や程度を問わず，地域で療養する人びとに対し，対象の暮らしの場で看護を提供する．対象を「患者」ではなく，「地域で生活する人」ととらえ，生活者である対象の生活の質の向上（その人が望む暮らしの実現）をめざす．そのためには，対象がどのような生活を送りたいと願っているかを引き出し（自身の意思や希望を明確に主張できる人ばかりではない），望む生活や生き方を尊重すること，さまざまな暮らし方があること（暮らしの多様性）や健康や暮らしに影響を与える地域や社会文化の特性について理解することが重要となる．

　地域・在宅看護は，個別の看護をベースに，個別支援で見出された課題を地域の関係機関や組織とともに課題解決につなげ，新たな社会資源の開発やケアシステムの構築に取り組み，それらの成果を個別の事例に再び還元させていくというサイクルをもつ．さらに，このようなサイクルは，地域ケアシステムの推進という効果ももたらすことになる．したがって，地域・在宅看護では看護を提供している目の前の療養者・家族だけでなく，彼らを取り巻く地域にも目を向ける必要がある．

2 地域・在宅看護の場

1）療養者にとっての自宅

　地域における暮らしの場のなかで，人びとが最も希望するのは自身の自宅であろう．たとえ，はたから見て不衛生な環境であっても，入院はしたくない，自宅に居たいと切望する人もいるのはなぜだろうか．自宅は，誰からも侵されがたい自由な空間（領分）であり，他者への気兼ねなく過ごすことができる場だからではないだろうか．自宅では個人の主体性，プライバシー，志向性，嗜好性を優先でき，また，親しい人や大切な人に囲まれ，人間関係や交流は保たれやすい．家族の一員としての役割や社会参加などの社会的役割も維持されやすい．

　このように，療養者にとって自宅は日常性を維持し，自分らしい生活を送ることができる場である．実際に入院中に比べて，よく眠れるようになったり，食欲が増したり，表情が明るくなったりするなど，健康状態が落ち着く療養者は多い．

　しかし，自宅は人的環境や設備環境において，治療を目的とした医療機関とは大きく異なる．専門職が24時間365日常駐し，高度な検査・治療技術が提供できる病院と比べ，自宅では専門職の滞在は短時間で，医療機器の使用も限定され，事故や緊急時の対応は十分ではない．それでも多くの人が在宅療養を望むのは，自宅で過ごすメリットがデメリットを上回るためであろう．

2）地域における生活の場

　地域で療養する人びとの暮らしの場は，自宅だけではない．自宅に代わる生活の場として，高齢者施設（特別養護老人ホーム，有料老人ホーム，サービス付き高齢者向け住宅など）がある．さらに，療養者が地域社会で活動する場も生活の場と考えられる．たとえば，医療的ケアが必要な子どもが通う保育所や学校などである．療養者の地域での活動の広がりにともない，生活の場も多様化している．

　看護師の就業の場も，訪問看護ステーション，看護小規模多機能居宅介護をはじめ，高齢者介護施設や地域包括支援センター，デイサービス事業所など地域に広がっている．地域・在宅看護では，生活の場の特性やそこで暮らす人びとの健康状態に応じた多様な看護が提供されている．

3）地域における「生活」「暮らし」

　地域・在宅看護では，療養者を取り巻く地域にも目を向ける必要があると述べた．ここでいう地域とは，「療養者が望む場でさまざまな活動ができ，生活の場で暮らし続けることの基盤になるもの」と考えることができる．

　では，健康問題や障害をもちながら地域で療養する人にとっての「地域での生活」「地域での暮らし」について考えてみよう．われわれ看護職が「日常生活援助」というとき，通常，清潔ケアにせよ，排泄援助にせよ，病院での入院生活を前提にしている．そのような狭い意味での生活ではなく，加齢や疾病，障害が生じたときに地域で暮らしていく（療養していく）には，健康なときと違ってどのようなことが起こるのか，生きていくためのすべ（仕方や行動）を細やかにイメージできることが求められる．

　在宅高齢者への食事を例にとっても，在宅での食生活は実に多くの要素で成り立っている．高齢者の栄養状態，身体状態，心理状態，嗜好性，食生活・食習慣（食事回数，食事内容，食事動作など）だけではない．食事づくりに関連した一連の営み（献立立案，買い物，調理，配膳，片づけ，食材の保存，ごみ出し），食事環境，介護状況（介護者の健康状態，介護負担，介護者の食事の知識・技能・意欲），買い物の交通手段，世帯の経済状況，地域の環境（坂道等の地理環境，スーパーの場所，近隣の買い物などの手伝い）など多岐にわたる．暮らし続けたいという対象の希望を支え，その人らしい生活が送れるよう支援するために，地域・在宅看護が把握すべきニーズは幅広い．病態と治療を把握するだけでは不十分であることがご理解いただけると思う．

　このように地域での暮らしは，多くの要素が複雑に絡みあい，食生活を見ても非常に多様であり，かつ個別性が高い．たとえ同年代で同じ疾患であっても，療養者の療養への意向や希望，積み重ねてきた経験や生活史，家族，社会経済的要因，住んでいる地域の文化や特性によってさまざまな暮らし方があることに驚く．

3 地域・在宅看護の対象

　地域・在宅看護の対象は，地域で療養する人とその家族である．なかでも自宅で療養する人（在宅療養者）が最も多い．彼らは医療機関に入院している患者像や入院中に垣間見る家族像とは大きく異なっている．

1）在宅療養者

　実習などで実際に在宅を訪問すると，病院では見ることのできない療養者の姿に出会うだろう．人工呼吸器を使用して選挙や旅行に行く人，身体が不自由であっても家庭で親としての役割を果たしている人，患者会のまとめ役を担い，社会に情報発信する人もいる．対象を「患者」ではなく「生活者」としてとらえ，尊厳を守り，その人らしい生き方を支援することが地域・在宅看護に求められている．

2）在宅療養者の家族

　家族内にケアを必要とする人が生じると，他の家族員にも影響が生じる．それまで療養者が担っていた役割を補うために，それぞれの家庭内での役割や生活を再検討しなければならなくなる．家庭の生活は療養者を中心に営まれるようになる．

　ケアの担い手である家族には，①身体的負担，②介護技術上の負担，③人間関係上の負担，④社会生活上の制約，⑤見通しの不確かさ，⑥経済的負担などの負担がかかっている[1]．過度の介護負担は，家族の健康や生活だけでなく，療養者へのケア提供にも支障を来す．家族にも自身の生活があり，どのように生きたいかについて考えや将来へのビジョンがある．介護の役割と自身の生活設計との間で悩む家族は多い．家族もまた地域・在宅看護の対象である．

3）コミュニティ・地域

　地域・在宅看護の対象には地域も含まれる．地域での暮らしを営むには「自助」はもちろん，「互助」も不可欠となる．たとえば，近隣の人によるゴミ出しの手伝いや，自治会による独居の認知症高齢者の見守りなどである．近年では，認知症カフェや世代間交流を促進するサロンを開催する訪問看護事業所も少しずつ増えつつある．このような活動は住民間の「互助」を育むことにつながる．

4 地域・在宅看護の機能と実践の原則

1. 地域・在宅看護の機能

　地域・在宅看護の目的は，対象が望む場で暮らしを継続できること，生活者である対象が望む暮らしを実現すること（QOLの向上）を支えることである．そのために，地域・在宅看護が担うべき機能について考えてみよう．

1）療養者・家族の地域での生活の自立の支援

　在宅療養者と家族が可能なかぎり，生活の基盤である地域で自立した生活が営めるよう支援する．地域での自立とは，単にADLの自立をいうのではない．どのような状態であっても，その人が慣れ親しんだ場所で，人生を終えるまでその人らしく生きていけることである．

　入院によって日常の生活が中断されても，再び生活の場に円滑に移行して，安心して自立した生活が営めるよう支援する．

2）療養者の健康・生活機能の回復・維持，悪化予防

　地域・在宅看護の対象となる人びとは，在宅で慢性疾患や難病の治療を行っている，退院後も家庭生活や社会生活の復帰をめざして在宅でのリハビリテーションが必要である，認知症や精神疾患をもち独居生活を送っているなど，多様な身体・心理・社会的ニーズをもっている．

　地域・在宅看護では，まず健康状態の安定化をはかることが必須である．具体的には，恒常的に必要な処置とその継続，予防・早期発見，予期せずに生じる健康上のリスクや事故による不利益の回避などである．一方，医学的な治癒（健康の回復）を望めない人も多く，日常生活における機能を維持しながら症状を緩和し，日々の生活の充実をはかることも多い．

　とくに，医療職が常駐しない在宅での療養では，悪化を予防することが重要となる．悪化予防には，重症化予防（健康状態や病状の悪化予防）と介護予防（生活機能の低下予防）がある．加齢や疾病の進行，療養環境の変化などによって引き起こされる健康や生活上の問題を予測し，予防的介入を行う．加えて，療養者・家族や環境に対して注意深い観察を行い，普段と異なる様子をキャッチし，異常を早期発見することも重要である．これらの対応は，入院や再入院による日常生活の分断を回避し，地域での生活の継続につながる．

3）療養者・家族の生活の質（QOL）の向上

　自分らしい生活を送ることができるのは，地域での療養の最大のメリットである．病いや障害によって多くの困難があっても，日々の生活に豊かさや充実感を感じ，その人らしい暮らしが送れるよう，療養者の関心や気持ちを引き出し，働きかけることは，地域・在宅看護ならではの重要な機能である．

4) 終末期にある療養者・家族に対するエンドオブライフ・ケア

地域・在宅看護は，人生の終末を在宅で迎えたいと希望する療養者・家族を支える重要な機能をもっている．発達段階やがん・非がん疾患，同居家族の有無を問わず，療養者が望む場所で尊厳ある終焉を迎えられるよう，療養者の心身の苦痛の緩和，家族支援，医療・介護関連職種との連携・協働，チームケア体制の整備などを行う．また，地域社会においてエンド・オブ・ライフの文化を醸成していくことも求められている．

5) 療養者・家族を取り巻く地域のケアの水準の向上

前述したように，地域・在宅看護の実践は，地域で療養する個人とその家族への個別支援を中心に，個別での解決が困難な課題や事例に共通して見出された課題を，地域での解決（地域づくり・資源開発）につなげていく．その結果，地域のケアの水準が向上していく．

2. 地域・在宅看護実践の原則

1) 主体性・個別性を尊重する

在宅療養の主体は療養者とその家族である．どのような治療を受けたいか，どのようなサービスを利用したいか，どのような療養生活を送りたいか，在宅療養者が望むかたちで療養生活を送れるよう，意思や希望を引き出し，決められるよう支援する（アドバンス・ケア・プランニング）．

個別性とは「その人らしさ」ととらえることができる．療養者の人生経験やそこで培われた価値観にもとづいた意思決定の結果（帰結）が，生活スタイルに反映され，その人らしい生き方が形づくられていく．主体性を尊重することと，個別性を尊重することは不可分な関係にある．

2) 暮らしを重視する

医療機関は治療の場であるから，入院中は検査や治療が中心の療養生活となる．一方，地域・在宅は暮らしの場であり，療養支援は暮らしや生活を基盤とした支援となる．生活と治療・ケアとの調和をはかり，必要な治療やケアが暮らしのなかで営めるよう支援する．

3) 強みをいかす

疾病や障害をもち，多くの困難をかかえていても，可能性に目を向け，本人がもっている強み（潜在能力やネットワークなどの資源，経済状況など）を引き出し，いかすことが重要である．

4) 家族を支援する

在宅療養者にとって家族は，療養者の最も身近にいて，支えになる存在である．しかし，睡眠障害のような生理的ニーズの阻害が長期間続く場合には，家族の負担は著しく大きくなる．疲労が蓄積する前に，レスパイトケアを活用し，休息を確保することは，在宅療養を継続するうえでも非常に重要となる．

加えて，家族にとって人生のなかに介護が入り込むことは大きな体験となる．若年介護者のなかには，介護役割と自身の将来設計との間で葛藤し，仕事を辞めて介護に専念する人もいる．しかし，介護を終えて就職しようにも再就職の壁が立ちはだかり，経済的困窮に陥る人もいる．このように介護を担うことによって家族の将来が曲げられてしまうこともある．在宅療養では，療養者，家族のそれぞれのQOLが尊重されるよう支援することが重要である．

5）ケアチームメンバーとの調整・連携・協働を推進する

疾病や障害をもった療養者が地域で暮らしていくうえでのニーズは健康面だけでなく，生活面，経済面，教育，保育など多岐に渡る．健康問題への対応だけでは不十分であり，地域・在宅看護だけでは在宅療養者の幅広いニーズに対応することはできない．

医療・介護・リハビリ・栄養，時には保育・教育などの多職種との連携が必須となる．これらのサービスが単独でバラバラに提供されるのではなく，相互に連携・協働して，切れ目のない支援を行う必要がある．地域・在宅看護は，チームが円滑に機能するよう調整・連携・協働を進めていく．

6）問題解決型アプローチだけでなく目標志向のアプローチを行う

病棟看護のアプローチは，看護過程，すなわち看護上の問題点を抽出して解決する問題解決型アプローチである．一方，地域・在宅看護では，療養者の意向や希望をどのように実現できるかについて，ともに考えていく目標志向型アプローチもまた重要である．「自宅の庭に出てみたい」「孫の結婚式に出席したい」など，希望はさまざまである．訪問看護師は，療養者・家族の可能性を見出し，目標の実現に向けて支援していく．

7）地域ケアの仕組みづくりに参画する

地域包括ケアシステムが推進されている現在，地域ケアの構築に積極的に参加していくことが地域・在宅看護に求められている．「互助」の醸成や地域での医療・介護に関する施策の策定に在宅看護の立場から提言することなどである．

第2章

地域・在宅看護における看護過程の展開

看護過程の基本的な考え方

1) 家族　＝介護者かつ看護の対象

　訪問看護は，健康問題をもつ療養者への支援を目的に開始される．療養者は生活者であり，多くは自宅で家族と生活している．

　家族のあり方は変化しており，2021年には単独世帯29.5％，夫婦と未婚の子のみの世帯27.5％，夫婦のみの世帯24.5％[1]の順に多く，三世代家族は減少し，独居，夫婦のみ世帯が増加している．さらに，介護保険法の要支援または要介護と認定された人の世帯構造をみると，「核家族世帯」「単独世帯」「その他の世帯」の順である[2]．つまり，家族の誰かが療養者になった場合，限られた家族が介護を担うことになる．そして，おもな介護者をみると，要介護者などと「同居」が54.4％で最も多く，次いで「別居の家族など」が13.6％となっている[2]．独居の療養者など同居家族で介護が担えない場合は，同居していない家族が別居介護をしているケースが多い．介護保険制度などの社会保障制度により，介護が必要な人びとを社会で支える仕組みが整ってきてはいるが，家族が介護者であることがほとんどである．

　そのため，訪問看護では介護者としての家族と協力する場面が多い．家族に具体的な介護方法を指導し，見守り，療養者の情報を共有する．家族は療養者にとって重要な支援者である．

　そして，家族は看護の対象でもある．介護による家族への影響は大きく，腰痛や睡眠不足などの健康問題が生じることが多い．また，介護は24時間365日続くため精神的な拘束感があり，介護のための退職，非正規雇用への転職などで経済的に困難になる家族もいる．

　さらに，療養者の生活には家族の影響が大きい．同じ要介護5の高齢者であっても，それまでの療養者と家族の関係性が良好であったか否かで，家族の介護への熱心さは異なることが多い．介護者が高齢の配偶者か，成人期の娘かによって，身体的にできることは異なるなど，介護者である家族の年齢による違いも大きい．家族は多様であり，家族と療養者は影響し合っているため，療養者の問題にのみ目を向けていても問題は解決しない．訪問看護では，家族を看護の対象としてとらえて支援する姿勢が必要である．

2) 対象（療養者と家族）の希望を知ること

　療養者の希望は多様である．人は，これまで生活してきた文化，よりどころとしている宗教，学歴や職歴などがさまざまであり，そこから考え方や価値観が形成される．療養者になった場合，これからどう生きたいか，希望はその人の考え方によるため個人差が大きい．これからどう生きたいかへの希望が多様であることをふまえ，支援することが大切である．

　そして，療養者の希望と家族の希望が合致する場合は多くはない．在宅での生活を継続するには，療養者の希望をかなえればうまくいくことばかりではない．たとえば，療養者はできるだけ自宅で過ごしたいと希望していても，家族は週に数回は通所サービスを利用し，月に数日はショートステイを利用することを希望している場合がある．

　そのため，訪問看護では療養者と家族の希望に折り合いをつけ，双方が納得できる妥協点を調整する．双方が譲歩し合いながら希望がかなえられるよう支援する姿勢が大切である．

3）多職種との情報共有による対象の理解

　療養者が求める支援にはさまざまな側面があり，訪問看護だけで充足できるわけではない．訪問看護がかかわるのは生活の一部であり，訪問介護員（ホームヘルパーなど）のほうが多くの時間にかかわり，日常生活援助を通して生活の様子を観察できる機会が多い．早朝や夜間にも支援している場合は，日中と違う療養者の様子もみている．

　また，誰しもそうであるように，療養者は対する人によりかかわり方を変えていることが多い．治療してくれる医師にみせる顔，介護してくれる訪問介護員にみせる顔，訪問看護師にみせる顔は違って，職種によって得ている情報や療養者の印象が違うこともある．

　多職種で支援しているからこそ，療養者の情報を共有し，支援にいかすことができる．

4）柔軟な論理的思考による情報収集

　訪問看護では，状況に応じて論理的思考で柔軟に情報収集することが大切である．

　訪問看護では，療養者の全身状態，家族も含めた生活の様子，生活環境など，詳細な情報収集を行うとともに，他の支援者からも必要な情報を得ている．つまり，さまざまな事実を組み合わせて論理的にアセスメントをしている．

　たとえば，誤嚥性肺炎が疑われる高齢者の事例では，バイタルサインの測定で副雑音が聴取され平時より体温が高いこと，食事摂取時に時折むせていたこと，老々介護のため介護に大きな負担があること，「食後の口腔ケア時，口腔内の食物残渣が多くなっている」と訪問介護員から聞いたことなどの情報を組み合わせてアセスメントする．複数の具体的な事実を組み合わせて論理的に思考することにより適切なアセスメントができる．

　このようなアセスメントには，看護基礎教育の学修内容，訪問看護の経験による気づき，訪問看護師も生活者であるから想像できることなど，多くの一般論やルールを用いている．

5）今後を予測した支援

　療養者は何らかの疾患をかかえて療養生活を送っており，病気の進行，環境の変化などによって症状の変化を起こしやすく，状態は容易に不安定になる．そのため，療養者の今後の症状変化を予測し看護することが，医療職としての訪問看護師の大切な役割である．

　たとえば，介護が必要な高齢者では，年齢により身体的な特徴から脱水を起こしやすいが，加えて介護力や生活習慣，価値観なども症状出現に影響するため，医学的な根拠と生活の観察から今後を予測する．

　今後を予測した支援が重要である理由は，療養者が生活者であり，ほとんどの時間を公的な支援者がいないなかで過ごしているからである．そのため，訪問看護では，療養者にとって緊急性の高い症状と，その症状が出現したときの連絡先を具体的に説明している．今後を予測した支援をしているからこそ，症状の変化があっても，療養者は落ち着いて対応できるのである．

6）多職種連携

　療養者の希望は，訪問看護による支援のみで叶うものではない．療養者には，多職種，多施設がかかわっているため，円滑に連携することが大切である．そのため，在宅看護の看護過程では，多職種との連携による共同計画（collaboration plan；CP）をより具体的に立案する．

　そして，円滑な連携のためには，多職種の役割を理解しようと努め，お互いを尊重することが大切である．支援を通して，各職種にはどんな支援ができて，どんな支援は困難であるかなど，それぞれの役割が具体的にわかっていく．また，多職種とは複数の療養者を支援するなかで連携するため，信頼関係を築きつつ，連携が円滑になっていく．

2 地域・在宅看護における看護過程の特徴

1) アセスメント

収集した情報を整理し解釈するのがアセスメントである．看護では，対象者の身体的，精神的，社会的など，複数の側面から情報収集する．必要な情報を得るために，意図的に五感を活用している．ここでは，訪問看護でのアセスメントの視点について述べる．

訪問看護で療養者をアセスメントする際，まず病気や障害などの健康問題をふまえて観察する．療養者・家族にとって身近な医療職としての訪問看護師の役割は病状の管理である．そして，食事・栄養，排泄などの情報から，健康問題をふまえて日々の生活の様子を把握する．日常生活に介護が必要な療養者であれば，介護を誰が，どのような方法で実施しているかも重要な情報である．

さらに，生活者としての療養者がこれからどのような生活を送りたいか，療養者の考え方，価値観にもとづく意思決定が療養生活のすべてに影響する．

看護過程の基本的な考え方でも述べたが，家族は介護者であり看護の対象である．療養者と家族の関係性は，療養者がどのような療養生活を送ることができるかに大きく影響する．また，療養者となったことは，家族の生活に大きく影響する．

そして，療養者と家族は地域社会のなかで生活しているため，生活の継続には地域社会との関係，地域の生活環境が重要なアセスメントの視点となる．地域社会での孤立は，生活の継続を困難にさせ，必要な社会資源の活用につながりにくくなる．介護が必要になっても地域社会で生活を継続するには，地域にある社会資源を適切に活用できているかというアセスメントの視点が必要となる．

すべてのアセスメントの根底には，療養生活を送る対象者であるからこそ，その人らしい安全で自立した暮らしとなっているかという視点がある．病院と違って在宅では，火災や押し売り，詐欺などの安全を脅かす状況も多い．また，身体的自立のみならず，今後の生活への希望など精神的自立もある．療養者が主人公である在宅だからこそ，その人らしい暮らしを選択でき，自立した暮らしとなっているかという視点が重要である．

2) 看護課題の明確化

訪問看護では，療養者の希望に照らして「何が課題か」を考えるため，療養者がどうありたいかを大切にして看護課題を明確化する．看護課題を明確化するには，問題解決型思考と目標志向型思考があるが，在宅の看護過程では両方を適宜組み合わせて看護課題を明らかにしていく．

問題解決型思考とは，問題が発生したとき，知識や経験，勘だけに頼らず，情報にもとづき論理的に考え，問題の本質を見極めて解決していく思考である．

一方，目標志向型思考とは，対象者がどのような生活を望んでいるのかに焦点をあて，生活全体を豊かにするケアの実践を重視する思考過程をさす．

そして，看護課題には優先順位がある．優先順位の検討には，マズローの欲求5段階説が参考になる．マズローは，人間は文化にかかわらず相対的に共通する基本的欲求をもち，基本的欲求は階層的に順序づけられており，低次の欲求が満たされると，より高次の欲求が現れると述べている[3]．生命にかかわる生理的欲求は優先することが原則である．加えて訪問看護では，現在は症状として現れていないが，病状の進行により生命の維持や安全・安楽が妨げられると予測されることは優先順位が高い．また，療養者と家族の希望に沿うための視点は優先順位を左右する．たとえば，

　たとえば，慢性閉塞性肺疾患（COPD）で在宅酸素療法（HOT）をしているが，動くと呼吸が苦しくなることを恐れて家に閉じこもりがちになった高齢の療養者を考えてみる．この状況からは，社会との交流が減り刺激が少なくなることによる認知機能の低下，身体の運動が少なくなることによる筋力の低下などが考えられる．

〈問題解決型思考〉の看護課題

「COPD により HOT を活用しているが，呼吸困難出現への不安から家に閉じこもりがちであり，認知機能，身体機能低下の可能性が高い」

〈目標志向型思考〉の看護課題

「呼吸困難出現への不安から家に閉じこもりがちであるが，病気と治療を十分理解し HOT を適切に活用することで，これまで通りの生活を送ることができる」

がんの終末期で病状は不安定だが，娘の結婚式に出席したいという自己実現の欲求は，安全の欲求よりも優先順位が高くなる場合がある．

　訪問看護では，生命を維持することや安全安楽を保つことはもちろん優先順位が高いが，療養者・家族の希望をふまえて検討する必要がある．

3）計画立案

　計画立案では，療養者の希望をふまえた今後の療養生活の方向性を示す包括的目標と，包括的目標を達成するための看護課題ごとの目標を設定する．包括的目標はすべての看護課題に共通する．

　在宅看護の計画は，観察計画（observational plan；OP），援助計画（treatment plan；TP），教育計画（educational plan；EP），共同計画（collaboration plan；CP）に分けて整理する．

4）実施（介入）

　具体的で実施可能な計画にしたがって訪問看護を提供するが，療養者の状況によっては計画どおりに実施できない時もある．状況に応じて援助内容を柔軟に変更することが必要である．

5）評価

　訪問看護は実施すればそれでよいのではなく，実施した看護が安全かつ適切で，どのような成果があったのか，目標を達成できたのか，客観的に判断する必要があり，これが訪問看護の質を担保することにつながる．

　続く第3節，第4節では，情報収集・アセスメントから評価までを具体的にみていく．

3 地域・在宅看護過程における 情報収集とアセスメント

1. 地域・在宅看護過程における情報収集

1) 情報源

(1) 当事者（療養者・家族）

まず療養者本人から情報収集する．そして，在宅看護では家族からの情報も大切である．療養者と毎日かかわっているのは家族であるため，多くの情報をもっている．健康問題が安定していれば，いつもの生活が継続できるが，「いつもと何か違う」と気がつくことができるのが家族である．

また，疾患によってはコミュニケーションが困難な療養者も多い．その場合，家族が療養者の代弁者となり情報を提供している．寝たきりで意識レベルも低く，経管栄養と気管切開をしている療養者は，自分で自覚症状を訴えることは難しい．介護している家族が，「夜間に痰を吸引する回数が多く，家族が熟睡できなくて疲れてしまう」などと話してくれることがある．この話から，療養者の生活が昼夜逆転していること，家族の介護負担が大きく健康問題が生じやすいことがアセスメントできる．

日々介護している家族であるからこそ，このような情報をもっているのであり，訪問看護師がかかわる時間も限られているので，介護している家族からの情報は重要である．

(2) 支援者（専門職・インフォーマルな支援者）

療養者は地域で生活していることから，支援者は多職種となる．また，近隣住民や友人などのインフォーマルな支援者も重要な役割を担っていることが多い．

●情報源としての主治医

まず専門職としての情報源には主治医があげられる．訪問看護は，介護保険制度もしくは医療保険制度を活用して支援を提供するため，制度上，医師の「訪問看護指示書」（図 2-1）が必須となる．そして，療養者の希望，主治医の指示，心身の状況，ケアプランの内容をふまえて，療養上の目標や目標達成のための

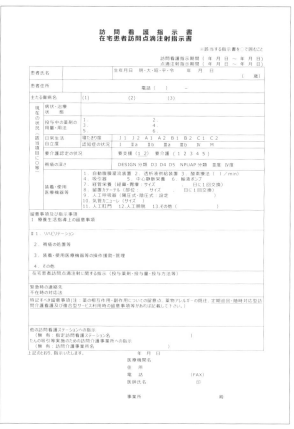

図 2-1　訪問看護指示書の見本

具体的サービス内容などを記載した「訪問看護計画書」（**図 2-2**）を訪問看護師が作成する．さらに，「訪問看護計画書」をふまえて，月に 1 回主治医に「訪問看護報告書」（**図 2-3**）を提出している．

訪問看護師は，「訪問看護計画書」「訪問看護報告書」を主治医との連携ツールとして利用している．主治医にとって，頻回に療養者を支援してかかわっている訪問看護師の情報は貴重である．

図 2-1 のとおり，「訪問看護指示書」には，療養者の基本情報として，氏名や住所，生年月日が記載されており，住所から居住地域の特徴，生年月日から生活してきた時代背景がわかる．主病名，現在の病状や服薬している薬物の情報，現在の状況（日常生活自立度，要介護認定の状況，褥瘡の深さ，医療機器の使用状況など）の記載から，病状と療養生活の様子をイメージできる．留意事項及び指示事項には，具体的な医療処置などの情報がある．緊急時・不在時の連絡先などは，主治医と連携し支援するために重要な情報である．

訪問看護指示書には，療養者に応じて複数の様式がある．**表 2-1** に各種の訪問看護指示書の概要を示した．

医師からの情報源として，指示書からの情報について述べてきた．指示書での情報は重要だが，一部分の情報にすぎず，主治医とは日々の支援を通して頻回に連携しており，そのなかで得ている情報は多い．療養者は健康問題をもっているため，少しの環境変化によっても症状が悪化しやすい．悪化のサインを発見するのは訪問看護師であることが多いが，もちろん医師からも症状変化と対処に関する情報を得ている．

たとえば，がんの終末期の療養者では，がん性疼痛

別紙様式 1

訪　問　看　護　計　画　書

利用者氏名		生年月日	年　月　日（　歳）
要介護認定の状況	要支援（ 1　2 ）　要介護（ 1　2　3　4　5 ）		
住所			
看護・リハビリテーションの目標			
年月日	問題点・解決策	評価	
衛生材料等が必要な処置の有無　有 ・ 無			
処置の内容	衛生材料（種類・サイズ）等	必要量	
備考（特別な管理を要する内容，その他留意すべき事項等）			
作成者①	氏名：	職種：看護師・保健師	
作成者②	氏名：	職種：理学療法士・作業療法士・言語聴覚士	

上記の訪問看護計画書に基づき指定訪問看護又は看護サービスの提供を実施いたします．

年　月　日

事業所名

管理者氏名

殿

図 2-2　訪問看護計画書

別紙様式 2

訪　問　看　護　報　告　書

利用者氏名		生年月日	年　月　日（　歳）
要介護認定の状況	要支援（ 1　2 ）　要介護（ 1　2　3　4　5 ）		
住所			
訪問日	年　月 1 2 3 4 5 6 7 8 9 10 11 12 13 10 15 16 17 18 19 20 21 22 23 24 25 26 27 28 29 30 31 年　月 1 2 3 4 5 6 7 8 9 10 11 12 13 10 15 16 17 18 19 20 21 22 23 24 25 26 27 28 29 30 31 訪問日を○で囲むこと．理学療法士，作業療法士又は言語聴覚士による訪問看護を実施した場合は◇，特別訪問看護指示書に基づく訪問看護を実施した日は△で囲むこと．緊急時訪問を行った場合は×印とすること．なお，右表は訪問日が 2 月にわたる場合使用すること．		
病状の経過			
看護の内容			
家庭での介護状況			
衛生材料等の使用量および使用状況	衛生材料等の名称： 使用及び交換頻度： 使用量：		
衛生材料等の種類・量の変更	衛生材料等(種類・サイズ・必要量等)の変更の必要性：　有 ・ 無 変更内容		
特記すべき事項			
作成者	氏名：	職種：看護師・保健師	

上記のとおり，指定訪問看護又は看護サービスの提供の実施について報告いたします．

年　月　日

事業所名

管理者氏名

殿

図 2-3　訪問看護報告書

表 2-1　各種の訪問看護指示書

訪問看護指示書	原則療養者 1 人に対して 1 人の医師から交付される. 平成 30 年度介護報酬改定で同一の保険医療機関において，同一の診療科に所属する複数の医師が主治医として診療を共同で担っている場合について，同一診療科の複数の医師のいずれかにより交付された訪問看護指示書にもとづいて訪問看護を提供することが可能となった.
特別訪問看護指示書	主治医の診療により，以下の場合は特別訪問看護指示書を 1 人につき 1 月に 1 回かぎり交付することができる. ①急性感染症などの急性増悪時 ②末期の悪性腫瘍など以外の終末期 ③退院直後で週 4 日以上の頻回な訪問看護の必要を認めた場合 特別訪問看護指示書指示期間中は，医療保険の訪問看護となり，療養者は頻回な訪問看護を受けることができる．つまり①②③のような状態は，訪問看護師が主治医と密接な連携をはかる必要があり，期間は特別訪問看護指示書が交付された日から 14 日以内で，毎日訪問看護を行うことができる. さらに，④気管カニューレを使用している状態にある患者，⑤真皮を越える褥瘡の状態にある患者は，特別訪問看護指示書が 1 月に 2 回交付できる.
在宅患者訪問点滴注射指示書	主治医が週 3 日以上の点滴注射を行う必要を認めた場合に交付される. 「（通常の）訪問看護指示書」＋「在宅患者訪問点滴注射指示書」. 有効期間は，週 1 回（指示期間 7 日以内）で，医師は月に何回でも交付することができる.
精神科訪問看護指示書	精神科訪問看護指示書は，医療保険の精神科訪問看護基本療養費を算定する場合に交付される（有効期間は，6 月以内）. 精神科訪問看護指示書が交付されると，看護師・精神保健福祉士・作業療法士などの有資格者が，精神疾患をかかえている療養者の自宅（自宅に準じる居宅としてのグループホームなどを含む）に訪問して，療養者の症状や困りごとにあわせた看護サービスを提供する.
精神科特別訪問看護指示書	療養者が服薬中断などにより急性増悪した場合に，主治医が一時的に頻回の訪問看護の必要性を認め，その旨を記載した精神科特別訪問看護指示書を交付する.

のコントロールに麻薬を使用している場合が多いが，訪問看護師は，定時および頓服で使用している麻薬の量が，疼痛の増強にあっているかを観察し，適宜主治医に報告している．主治医は訪問看護師からの報告を受け，自らも診察したうえで処方の変更を検討し，変更があった場合には必ず訪問看護師にも情報提供される．がん性疼痛のコントロールでは，主治医と訪問看護師の情報共有が必須である.

また，主治医だからこそ得られている情報もあり，必要時情報共有している．療養者・家族は，主治医には治療する役割を求め，訪問看護師には診療の補助と療養生活支援の役割を求める傾向がある．その場合，医師と訪問看護師では伝える内容が異なることも多いと思われる.

●情報源としてのケアマネジャー

訪問看護は，介護保険か医療保険で利用されるが，2016（平成 28）年 9 月時点では介護保険での利用者が 70.4％と多くを占めている[4]．介護保険で訪問看護を利用するには，ケアプラン（介護サービス計画書）に訪問看護の支援が含まれていなければならない．ケアプランはケアマネジャーが作成することから，介護保険制度を利用している療養者の場合，訪問看護師はケアマネジャーと必ず情報共有している.

ケアプランは，介護を必要とする療養者の状況や希望をふまえ，支援の方針や解決すべき課題，提供される介護サービスの目標と内容をまとめた計画書である．ケアプランは，要介護者・要支援者が介護保険サービスを利用したいときに必須となる書類であり，

表2-2　ケアプランの種類

居宅サービス計画書	要介護1〜5の認定を受けた人が対象．おもに自宅で過ごすための，訪問サービスや通所サービス（デイサービス），短期入所サービス（ショートステイ），福祉用具レンタルなどについて計画する．
施設サービス計画書	要介護1〜5の認定を受けた人が対象．特別養護老人ホーム（特養），介護老人保健施設（老健），介護療養型医療施設（療養病床）入所について計画する．
介護予防サービス計画書	要支援1〜2の認定を受けた人が対象．介護予防サービスについて計画する．

ケアプランの内容にもとづき，介護保険サービスの提供と給付管理が行われる．

ケアプランの種類には，要介護の人を対象とした「居宅サービス計画書」（図2-4）と「施設サービス計画書」，要支援の人を対象とした「介護予防サービス計画書」の3種類がある．それぞれの違いは表2-2のとおりである．

居宅サービス計画書は，〈第1表〉から〈第7表〉の7枚で構成されているが，そのうち〈第1表〉から〈第3表〉の様式が図2-4である．〈第1表〉の居宅サービス計画書（1）には，療養者の基本情報と支援計画の全体方針が記載されている．〈第2表〉の居宅サービス計画書（2）には，療養者のニーズ，目標，具体的な援助内容が記載されている．〈第3表〉の週間サービス計画表には，週単位の介護サービスと療養者の活動が記載されている．

これらの計画書を通して，ケアマネジャーから訪問看護師へ情報が提供される．

さらに，ケアマネジャーとは日々の支援を通して情報共有している．訪問看護師が療養者の症状変化に気づき，支援の調整が必要であるとアセスメントした場合は，療養者・家族の意向を確認してから，ケアマネジャーに相談することが多い．また，療養者の症状変化や希望などによりケアプラン計画が調整された場合は，ケアマネジャーからその情報が提供される．

●情報源としての訪問介護員（ホームヘルパーなど）

訪問介護とは，日常生活に支援が必要になった療養者に対して，介護福祉士や訪問介護員が自宅および自宅に準ずる居宅に訪問し，日常生活上の支援を行うサービスである．訪問介護には，「生活援助」「身体介護」「通院時の乗車・降車等介助」があり，療養者にとって非常に身近で頻回な支援である．そのため，訪問介護員は療養者の情報を多くもっている．

訪問看護と訪問介護の両方を利用している療養者は多く，訪問看護師は，日々身近に生活を支援している訪問介護員から情報を得ることが多い．たとえば，身体介護としてトイレ誘導やおむつ交換などの排泄介助を行っている場合は，トイレ誘導時の歩行の不安定さなどの気になる変化を把握する機会が多く，そのような訪問介護員からの情報は看護にもいかされる．歩行が不安定になってきたという情報をもとに，座位でのリハビリを訪問看護師が指導したり，訪問リハビリの導入を提案したりするなど，今後の支援にいかすことができる．

また，訪問介護員は最も身近な支援者であるため，観察してほしいことを訪問看護師から説明し，変化に気づいたときに報告してもらうこともできる．かかわりの多い訪問介護員であるからこそ気づける変化は多く，異常の早期発見と早期対処につなげることができる．

表2-3に訪問介護による3つの支援を示した．

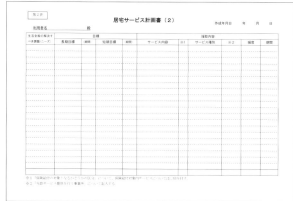
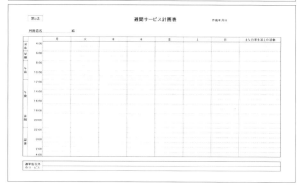

図2-4　居宅サービス計画書
（上から〈第1表〉〈第2表〉〈第3表〉）

●情報源としてのインフォーマルな支援者

　療養者は地域のなかで生活しており，近隣住民や友人など，その人にとっての身近な人びとがインフォーマルな支援者となっているケースがある．とくに一人暮らしの療養者では，インフォーマルな支援者が専門職では対応できない支援をしていることが多い．

　たとえば，近隣住民が自分の家のごみと一緒にごみ出しをする，季節の衣替えを手伝う，気分転換にドライブに連れて行くなどである．このような支援は専門職では担うことが難しく，インフォーマルな支援者が担っていることが多い．

　インフォーマルな支援者からは，療養者の生活により密着した情報を得ることができる．訪問看護では，インフォーマルな支援者とも円滑な連携を心がけており，療養者の情報を提供してもらうとともに，時には支援について助言することで支援者を支えている．

　療養者が地域社会のなかで孤立してしまうと，療養生活の継続は圧倒的に困難になる．インフォーマルな支援者との情報共有，連携支援はたいへん重要である．

表2-3　訪問介護による3つの支援

生活援助	日常生活の援助．調理，掃除，洗濯，衣類の整理，生活必需品の買い物，薬の受け取りなどである．
身体介護	利用者の身体に直接接触して行う援助．食事介助，衣服の着替え援助，入浴介助，トイレ誘導やオムツ交換などの排泄介助，身体の清拭，体位変換などである．
通院時の乗車・降車等介助	通院時の乗車・降車介助は，「介護タクシー」ともよばれている．自宅から通院などの際に，乗車，移送，降車を援助する．

表2-4　訪問看護に関する各種の書類

訪問看護師が作成するおもな書類	・訪問看護計画書（前出，図2-2） ・訪問看護報告書（前出，図2-3）
主治医が作成するおもな書類	・訪問看護指示書（前出，図2-1） ・特別訪問看護指示書 ・在宅患者訪問点滴注射指示書 ・精神科訪問看護指示書 ・精神科特別訪問看護指示書
ケアマネジャーが作成するおもな書類	・居宅サービス計画書（前出，図2-4） ・施設サービス計画書 ・介護予防サービス計画書 ・週間サービス計画表（前出，図2-4）

(3) 書類

　療養者の支援は，制度に基づいて行われているため多くの書類が作成される（表2-4）．これらの書類は，多職種間での情報共有にも活用できる．

　これらの公的な書類の他にも，療養者ごとに支援者間で共有している情報共有のツール（連絡ノートなど）がある場合は，療養者・家族とともに共有するとよい．支援者間で情報共有することで，療養者の小さな変化にも気づき，同じ方向性をもってより円滑な支援を提供することができる．

2）情報収集方法

(1) コミュニケーション

　コミュケーションには，言語的コミュニケーションと非言語的コミュニケーションがある．

●言語的コミュニケーション

　療養者がどのような生活を送りたいかという希望や療養生活への不安，症状の訴えなど，言語的コミュニケーションから得られる情報は多い．言語的コミュニケーションはさらに「伝える」「聞く（傾聴）」「問いかける」に分けられる[5]．

　「伝える」は，訪問看護師が考えや知識などを療養者に言葉で伝えるのであり，療養生活を送るうえで利用できるサービスの情報を提供する際には，伝えるコミュニケーションを多く使っている．

　「聞く」は，伝えられた内容を聴覚で受け取り，理解する．聞くときには，療養者をよく知りたいという気持ちで，話の腰を折らず，「聴く」に徹する．話を途中で区切られると，療養者は「訪問看護師は話を聞いてくれない」という印象をもってしまい，次第に大切なことを話さなくなる．つまり信用もなくすことになる．話に疑問があっても，とりあえず話をすべて聞いたあとで，疑問に感じたことを確認するとよい．

　「問いかける」には，相手が言葉にできていないことを深堀し，「わからないことを明確にする」という，情報収集のはたらきがある．言葉をいい換え，繰り返し問いかけることで，療養者が言葉にできなかった内容がより明確になり，情報共有できる．また，質問には「考えるきっかけをつくる」というはたらきがある．「歩行が不安定になってきたけど，どの杖が使いやすいですか」のように問いかけられると，その答えを考えはじめるように，人は「問いかけられると，その答えを探しはじめる」という特徴があり，質問により考え意見を伝える機会が広がる．さらに，質問には「相手の思考をリードできる」というはたらきがある．たとえば，転倒した療養者への「どうして転倒したのか」という問いは思考を止めるが，「転倒しないためにはどうしたらよいか」のような肯定的な問いは，思考を問題解決に向けさせ，療養生活へのモチベーションを維持することにつながる．

● 非言語的コミュニケーション

　米国の心理学者アルバート・メラビアン（Mehrabian A）によって 1971 年に発表された，「7-38-55 ルール」あるいは「3V の法則」とよばれる法則がある．この法則によると，人がコミュニケーションをとるとき，相手から発せられる「言語情報」から 7％，声のトーンや口調，大きさ，話す速さなどの「聴覚情報」から 38％，そして，相手のジェスチャーや視線，表情などの「視覚情報」から 55％の情報を受けている．つまり，非言語コミュニケーションによるメッセージのほうが影響力が強いのである[6]．

　たとえば，療養者に疼痛の状況を聞いたとき，「大丈夫」と応えていても，険しい表情をしているならば，疼痛を我慢していると推察される．主治医の治療説明に「わかりました」と応えていても，不安な表情をしていると，よくわからなかったのだと推察される．

　非言語コミュニケーションは，伝達内容をコントロールするのが難しく，コントロールしようとしている感情も表に出てしまう．そのように，より本能的なコミュニケーション方法であるからこそ，療養者の真意を読みとることができる．

(2) 観察

　「看護覚え書」には，看護の基本は観察であると述べられており，在宅看護でも五感を十分に使い観察する．五感を十分に使うと，療養者の様子が「いつもと違う」ことに気づく．たとえば，家に入ったときの空気感，療養者と家族のやり取りから，何か問題があったのではないかと感じることがある．その気づきから関心をもって「問いかける」ことで得られる情報が重要なことがある．関心をもって五感を使い観察することが大切である．

　療養者の身体的・精神的・社会的な面を観察することはもちろんだが，在宅看護では生活環境を意識して観察している．たとえば，精神疾患の療養者では，いつもなら訪問すると食器がきれいに洗ってあるのに，汚れた食器が山積みになっていたら，病状の悪化が考

えられる．療養者の病状の変化は生活にも反映されるのである．

(3) フィジカルアセスメント

　在宅看護におけるフィジカルアセスメントでは，療養者・家族からの主観的情報と，訪問看護師によるフィジカルイグザム（視診・触診・聴診・打診）の結果である客観的情報のすべてを統合する[7]．療養者の病気・症状・治療などの状況をふまえて看護に必要な情報を収集し，統合して判断している．その判断には，複数ある問題に優先順位をつけることも含まれている．

　病気があり生活している療養者では，病状の急変が起こりうる．急変時には，優先度を適切に判断する能力が必要である．

(4) アセスメントガイドの活用

　次項で，地域・在宅看護の実践に有用なアセスメントの枠組みを紹介する．その枠組みは，第 4 章の 5 つの事例展開でも活用することとなる．

2. 地域・在宅看護過程におけるアセスメントの枠組み

本書のアセスメントの枠組みは，生活者としての療養者の情報を漏れなく収集し，アセスメントできるよう項目を設定した．

また，訪問看護師が情報収集していく思考過程に沿って項目を配置している．情報収集にも優先される順番がおおよそある．まず，生命の維持にかかわる健康問題に関する内容は，見落としがないように情報収集しなければならない．

具体的な〈アセスメント項目〉〈アセスメントの視点〉〈情報収集の視点〉〈地域・在宅看護のポイント〉を，『地域・在宅看護過程におけるアセスメントガイド』として表2-5にまとめている．

1）アセスメントの13項目

「健康問題」から「社会資源の活用」までの13項目は，漏れなく重複なく設定したアセスメント項目である．

2）生活の視点で整理する3項目

次の「自立した暮らし」「安全な暮らし」「その人らしい暮らし」では，先の13項目で得られた情報を整理して，この3項目に沿ってあらためてアセスメントする．在宅で生活している療養者であるからこそ，生活の視点でこの3の項目をアセスメントする必要がある．

3）今後の療養生活の方向性

最後の項目「今後の療養生活の方向性」は，アセスメントのまとめとしての位置づけである．これまでの全項目を統合し，今後の療養生活の方向性，めざすもの（目標）について整理する．療養者の価値観・信念，性格，他の人とは違う独自性というその人らしさは，個人差が大きい．健康問題があっても在宅で生活を送りたいと考える療養者は多いが，誰もがそのように考えるわけではない．家族の意向が反映される場合もあれば，在宅では健康問題への対処が難しくなる場合もある．

たとえば，呼吸器のがんで終末期の療養者では，疼痛には麻薬の使用により在宅で対処できても，呼吸困難には在宅では対処できない場合がある．症状が進行するとHOTの酸素量を増やしても症状を改善できなくなる．呼吸困難は恐怖が強いため，入院したほうが安心な場合もある．療養者が在宅生活の継続を希望していても，継続困難な場合もあることを考慮し，今後の療養生活の方向性を柔軟にアセスメントする．

表 2-5　地域・在宅看護過程におけるアセスメントガイド

アセスメント項目	アセスメントの視点	情報収集の視点	地域・在宅看護のポイント
1. 健康問題	症状，治療など，身体の状態に関すること，そして現在の身体状態を療養者がどのような健康問題としてとらえて対処しているかについての内容である．健康問題には要介護度が含まれる．また，療養生活では療養者が緊急時に支援を求めることができるような体制が必要である．つまり安否確認についての内容も含まれる．	現病歴，既往歴，症状，治療，服薬管理，バイタルサイン，要介護度 病気や治療の受け止めと対処 症状の急変など緊急時支援を求める体制（安否確認）	療養生活が継続できるような身体状態であるか，緊急時に対処できるか．
2. 価値・意思決定	意思決定とは，一定の目的を達成するために，複数の代替手段のなかから 1 つを選択することによって，意思を明確にして方針を決定することであり，自己の意思をはっきりさせることが重要である[8]．意思決定には価値観が影響するため，誰にとってもいつでも最善となる唯一の選択肢はない．医療，社会保障制度の発展により，情報や選択肢が多いなかで，療養生活での目標を達成するための自己の意思について整理する．	ACP（advance care planning）の実施と内容，誰がキーパーソンか 療養者の価値観，希望，嗜好 生活史：どのような生活送ってきたのか，たとえば，仕事，学業，家族関係など どのような療養生活を送りたいのか：療養生活への希望，やりたいこと，嗜好など 家族の価値観，希望，嗜好，生活史 療養者と家族の関係性	価値・意思決定には，これまでの生活歴が大いに影響する．そして，療養者の意思決定には，家族の考えも影響する．療養生活を継続するためには，療養者と家族が希望をもちながらも，実際に継続可能であるように折り合いをつけている．
3. 食事・栄養	栄養状態に関する内容である．食事の時刻と時間，内容と量，準備や片づけなど，療養者が日々どのような食生活を送っているかについて整理する．食欲，口腔状態，嚥下機能，食物形態などを包括的に評価する．口から食べることが楽しみになっているかという視点，摂食機能が保たれるよう口腔は清潔かという視点も大事である．	食事量，内容，回数，食事時刻・時間，偏食の有無，体重の増減，摂取状況（経口，経管），水分摂取状況，食欲の有無，嚥下機能，口腔の状態 消化器症状の有無，皮膚の状態 買い物，食事の準備や片づけ，食事摂取の環境と姿勢	在宅で食事を摂取することには，食品の買い物などの準備から片づけまでが含まれる．
4. 排泄・清潔	排泄の時間，方法，内容，排泄困難の有無と，それへの対処などについての内容である．排泄が自立していない場合は，介護者の介護方法などが療養生活に大いに影響する．洗顔，歯磨き，手洗い，入浴，更衣などの清潔行為に支援が必要な療養者は多い．療養者の清潔に関する考え方や習慣をふまえ，自立できている清潔行為は維持できるよう支援し ADL を保つことが大切である．	排便：回数，性状，量，排便コントロールの方法など 排尿：回数，量，性状，排尿困難の有無と状態，不快感，排尿コントロールの方法など 腹部症状，腸蠕動音 排泄自立の状態，おむつ使用の有無と介助 排泄に関する本人の受け止めと希望 排泄のための環境，清潔のための環境 清潔に関する考え方，習慣 洗顔，歯磨き，手洗い，入浴，更衣などの清潔保持の方法	排泄習慣，排泄の介護状況について，排泄の自立の視点もふまえて整理する．清潔保持の方法は ADL の維持に関係するため自立できている行為は尊重する．口腔の清潔保持に支援が必要な人が多い．
5. 睡眠	夜間の睡眠がとれているかについての内容である．療養生活では昼夜逆転しやすい人も多く，入眠が困難なことや睡眠が浅いことがある．眠剤の使用状況や睡眠困難のとらえ方や対処などについて整理する．	睡眠のパターン：睡眠時間，睡眠状態，就床時刻，起床時刻 1 日の過ごし方 服薬と効果，睡眠に対する療養者のとらえ方	療養生活では昼夜逆転しやすく，睡眠障害を訴える療養者は多い．睡眠と日中の過ごし方もあわせてアセスメントする．
6. 運動・身体活動	運動・身体活動についての内容である．健康問題によりいままでのように身体活動ができなくなる療養者は多い．身体活動として何ができるのか，できないのか，できることとして何をしているのか，を生活の視点で整理する．	運動・身体活動の実際：歩行，移乗，座位保持など 麻痺の有無，関節可動域，筋力，バーセルインデックスなどでの身体機能評価 リハビリテーションの状況 居住環境と身体活動の関連：室内の段差とスロープの設置，手すりの有無，玄関までの段差とスロープの有無 日常生活活動：食事，排泄，入浴，更衣，整容，家事など 身だしなみの維持：季節に応じた衣類の選択，季節ごとの衣替えなど 生活基盤の維持：年金，各種保険，働くこと，預貯金の出納（金銭管理），買い物，服薬管理，電話の応対，交通機関の利用 生活環境の維持：掃除，洗濯，ゴミ出しなど	日常生活は，健康問題から可能な行動（できる ADL）と，実際の行動（している ADL）がある．実際の行動が自立度を下げる可能性が高い．
7. 認知機能・知覚	療養生活がさらに認知機能を低下させることもあり，記憶，判断，意思決定などの認知能力を整理する．また，視覚，聴覚など知覚についての障害の有無や生活への影響を整理する．認知機能・知覚の障害は，季節による室温調節などの環境管理に影響する．	認知機能：記憶，判断，意思決定，見当識など 知覚：視覚，聴覚，味覚，触覚，平衡感覚など 季節による環境管理（衣替え，冷暖房器具の使用など）の状況 食品の衛生管理：冷蔵庫の中に賞味期限切れの食品をため込んでいないかなど HDS-R，MMSE などでの認知機能評価	療養生活は認知機能，知覚機能を低下させることがあるとともに，機能の低下は生活環境の管理や人との関係のとり方に影響する．
8. セクシュアリティ	とくに排泄の援助など，支援によっては配慮が大切である．また，すべての年齢の療養者を対象としているため，女性では生殖段階の視点がある．	結婚，出産　女性の生殖段階（閉経前か後か），LGBTQ 支援者の性別による配慮（同性の支援者のほうが好まれる傾向）	支援における配慮を考える．

9．情緒・精神	気持ちが安定しているかどうかについての内容である．現在の自分の状況をどのように考えているか，対応しているかなどについてである．	自分についての表現：生活，健康問題など 情緒：喜び，悲しみ，怒り，不安などの感情表現 気持ちのよりどころとなっているもの，生活満足度 GDS-15，改訂 PGC モラール・スケールなどの精神心理機能評価	療養生活では漠然とした不安をもつ人が多い．また，ペットの存在が気持ちを安定させることもある．
10．家族	家族が介護者である場合が多く，独居でも別居家族がキーパーソンである場合が多い．家族は療養者の介護者であるとともに看護の対象でもある．	主介護者：発達段階，役割，健康状態，関係性など 家族の価値観，家族の協力体制 家族歴，家族との関係	療養者にとっての介護者である家族と看護の対象としての家族がある．
11．社会との関係	人間は社会のなかで生活しており，楽しみがあることで生活は豊かになる．療養生活では，外出や，地域の人びととのかかわりが生活の刺激となる．また，療養生活ではあっても，地域社会との関係，家族との関係など，関係のなかでの役割はある．	外出：内容，方法，頻度 生活の楽しみ：内容，方法，頻度 地域の人びととの関係：近所づきあい，親しい友人との関係，地域での役割 職場，学校，保育園などでのつきあい	療養者ではあっても生活のなかでは何らかの役割をもっている．
12．地域の生活環境	療養生活を送る地域の環境についての内容である．居住地域により保健医療福祉介護に関する社会資源が十分にあるか，不足しているかの違いは大きい．また，スーパーマーケットなどが近くにあるかどうかは，生活のしやすさに大きく影響する．地域の自然環境や生業，宗教などによりその地域に歴史的に形成される行動様式があり，人びとの行動様式は，生きてきたその地域の生活文化のなかでつくられる．それは生活環境を同じくするある集団の成員に多かれ少なかれ共有されるものであり，集団自体を形成・維持するための，あらゆる生活様式ないし思考様式と，その具体的要素を含む．	保健医療福祉介護に関する社会資源：病院，診療所，訪問看護事業所，居宅介護事業所など 生活に必要な資源：スーパーマーケット，小売店など 自然環境，生業（狩猟，漁労，牧畜，農業など），衣食住，芸術など 婚姻制度の考え方や家族・親族の構造，人間関係，さまざまな集団の成り立ち，伝統，習慣と制度など 宗教・信仰・呪術・儀礼・祭礼など 神話・伝説・民話など 都市における諸問題，都市文化や文明の影響による変化など 躾や教育の考え方 地域の環境：交通量，道路の段差，歩行者道路の有無　地域の治安状況	居住地域の生活環境は，療養生活を送るうえで重要である．物理的な環境はもちろん，地域によってそこに居住している人びとが同じように共有している行動様式があり，それは生き方，価値観につながる重要な要素である．
13．社会資源の活用	介護保険制度，医療保険制度などを活用して療養生活を送っている人が多く，その活用状況を整理する．活用には利用料も必要になるため，経済状況が活用頻度などに影響する．	介護保険の活用状況：要介護度，活用しているサービスの内容や頻度 医療保険の活用状況：医師の往診，訪問看護，通院など 年金	制度が整備されていても，居住地域にそれを提供できる事業所がない場合もある．また，経済状況によっては介護保険の 1 割負担が困難な療養者もいる．

↓

	アセスメントの視点	地域・在宅看護のポイント
自立した暮らし	自立には，身体的な自立，精神的な自立，経済面の自立など，さまざまな側面がある．また，自分一人ではできないことに支援を依頼することも，支援の依頼により自立できているのである．身体的な自立では，日常生活活動についての内容があり，暮らしていくうえで何ができるか，支援が必要か，生活の視点で整理する．ADL の自立のみではなく，掃除やゴミ出し，買い物などの IADL なども生活の継続には大切である．経済面の自立も生活の継続には必須であり，収入には働くことによる給与や年金などがある．健康問題をかかえると意思決定を迫られることが多いが，支援を得ながら自分の希望を明らかにしつつ意思決定することは精神的な自立である．	暮らしていくためには，ADL の他，生活を維持する多くの活動がある．経済面や生活環境の維持などは必須の内容である．
安全な暮らし	安全な療養生活を継続するための情報を整理する．健康問題をもつ療養者であるため，居住環境が転倒などのさらなる健康問題を引き起こすこともある．内服治療や医療機器を使用している療養者も多く，災害への準備や発生時の対応方法を決めておくことは安全な暮らしにとって必須である．また，認知機能の低下は，火の不始末による火災や，押し売りの被害などの危険もある．	居住環境がさらなる健康問題に影響する．療養生活では，訪問者がさまざまな家に出入り可能であり，悪徳商法（押し売りやオレオレ詐欺など）の被害も起こりやすい．
その人らしい暮らし	人は生きてきた過程における体験の蓄積や，社会的相互作用により，その人独自の考え方や性格がつくられる．たとえば，体験には，どのような生活をしてきたかという生活史，従事してきた職業などがある．そして，誰とどのようにかかわってきたかという社会的相互作用である．これらにより，その人の価値観・信念，性格，他の人とは違う独自性というその人らしさが形成される．その人らしい暮らしは，その人の根幹となる考え方にもとづき，生き方を選択し，日常生活や社会生活を営む生活である．その人の根幹となる考え方にもとづき，人間としての尊厳が守られた生活であるかをアセスメントする．	療養の場，治療の選択，療養生活やケアに対する希望，終末期の過ごし方の希望，療養生活で目標とすることなど，療養生活ではその人らしい生き方を選択する場面が多々ある．また，その人らしさを理解するためには，五感を十分に働かせてその人を理解しようとする姿勢が大切である．看護師の考え方で相手をみようとすると，「こんな生活がよいだろう」と価値観を押しつけることになりがちである．

↓

	アセスメントの視点	地域・在宅看護のポイント
今後の療養生活の方向性	全項目を統合し，今後の療養生活の方向性，目ざすもの（目標）について総合的に整理する．健康問題をもつ療養者では，必ずしも自宅での生活継続を希望しない場合もあるため，自宅での生活状況と，療養者と家族の意向も十分にふまえてアセスメントする．また，在宅療養継続が希望であっても，継続困難な場合があることも考慮する．	暮らしていくためには，生活を維持する多くの活動があり，上記の項目をふまえて療養生活継続の方向性をアセスメントする．自宅での療養生活継続が必ずしも可能であるとはかぎらない．施設などへの入所を検討することもある．

4 地域・在宅看護過程における目標・計画・実施（介入）・評価

1. 地域・在宅看護過程における目標

1）すべての療養者に共通する目標

　マズロー（Maslow AH）の欲求5段階説[3]では，あらゆる欲求のなかで最も優先度が高いのが生理的欲求で，人間が自分の身体を正常に保つための基本的な欲求であるとされている．健康問題は，自分の身体を保つために，すべての療養者に共通する目標である．その他に複数の目標があり，それぞれが関連している．

2）包括的目標

　多くの療養者に共通している包括的目標は，「療養生活の継続」もしくは「療養生活の質向上」である．

　長い療養生活では，病状が安定している時期もあれば，悪化して入院治療が必要な時期もあるが，できるだけ安定した療養生活を継続することが多くの療養者の目標である．また，たとえ健康問題があったとしても，療養者の希望が叶うことは，療養生活の質向上につながる．本書では，これらの目標を「包括的目標」と表現する．実際には療養者にあわせた修飾語がつく．たとえば，二人とも要介護状態で老々介護の夫婦の包括的目標は，「夫婦二人で安全に生活を継続できる」などとなる．

3）小さな目標の積み重ね

　包括的目標を達成するには，小さな目標の積み重ねが必要である．たとえば，妻の死による寂しさが募り，認知機能も低下してきた一人暮らしの男性高齢者を考えてみる．生活意欲が低下して引きこもりがちになると，筋力も低下する．また，複数の薬を確実に内服することが難しくなって薬効を得られず，本人にも焦りが生じる．この事例の小さな目標は，生活意欲を上げて活動を増やすことと，確実に服薬できることである．活動を増やすには，地域のサロン活動（高齢者の活動場所）を紹介する，一緒に散歩するなどの援助がある．確実に服薬するには，薬の一包化を医師に相談する，内服回数が減るように処方を変更してもらうなどの援助がある．この事例では，「生活意欲を上げて活動を増やす」「確実に服薬できる」という小さな目標の達成を積み重ねることが，安定した「療養生活の継続」につながっている．

4）療養者と家族の折り合い

　療養生活への希望には個別性があり，療養者と家族が同じ希望をもっていることは多くはない．また，家族を含めた療養生活の継続を前提とすると，療養者の希望は実現できるものばかりではない．療養者と家族がどのような生活を送りたいのか，折り合いをつけて，実現可能な目標を設定することが大切である．

5）療養者・家族と訪問看護師の折り合い

　訪問看護師は，療養者と家族の療養生活への希望を丁寧に繰り返し確認している．希望の内容によっては，病状や利用できる社会資源の状況などから実現困難な場合もある．訪問看護師は，健康問題や生活上の問題をふまえて，利用可能な社会資源の情報を提供し，実現可能で具体的な目標を療養者・家族と折り合いをつけながら設定していく．

2. 地域・在宅看護過程における計画

看護計画の立案では，療養者の希望をふまえた今後の療養生活の方向性を示す包括的目標と，包括的目標を達成するための看護課題ごとの目標を設定する．

包括的目標はすべての看護課題に共通する．また，看護計画は看護課題ごとに具体的に立案する．

1）在宅看護の計画＝OTEC

在宅看護の計画は，観察計画（observational plan；OP），援助計画（treatment plan；TP），教育計画（educational plan；EP），共同計画（collaboration plan；CP）で整理する．

●観察計画（OP）

訪問回数と時間が限られている訪問看護では，観察計画は重要である．短時間で収集できる情報は限られているため，毎回の観察で情報を追加しながらアセスメントも修正していく．また，観察が不十分なことで症状が悪化するリスクもあるため，訪問看護が入っていないときに起こることを予測した観察が重要である．そのためには，誰が訪問しても必要な観察ができるよう，具体的な観察内容を計画しておく．

●援助計画（TP）

援助計画は，在宅で実施できる内容とし，誰が訪問しても同じ援助ができるよう，必要物品の準備から，援助方法，片づけまで，具体的に計画する．

●教育計画（EP）

訪問看護が入っていない時間が多いからこそ，教育計画は，療養者と家族が今後起こりうることを想定して自律した生活ができるよう計画する．たとえば，誤嚥性肺炎のリスクが高い高齢者の場合，摂食嚥下の状態をふまえて，適切な食事の体位，食事形態，介助方法，観察する内容，食後の口腔ケアなどを指導する．

●共同計画（CP）

共同計画は，在宅看護の看護過程に特徴的な計画である．訪問看護のみで解決できる問題は限られており，さまざまな役割を担う多職種で支援しているからこそ療養生活が継続できる．共同計画では，多職種との情報共有の方法，多職種への支援の依頼や助言などを計画する．たとえば，内服管理が難しくなってきた老々介護の事例では，服薬管理の状況を主治医に報告し，処方の変更で服薬回数を減らせないか相談することがある．訪問介護員には，訪問時に服薬できているかを観察し，気になることがあれば訪問看護師に連絡するよう依頼するなど，具体的に計画する．

2）訪問看護師のいない時間

病院と違い，在宅では24時間のほとんどの時間を療養者と家族のみで過ごす．そのため，今後を予測した支援とセルフケア獲得への支援が大切である．

医療職である訪問看護師には，今後の症状変化を予測した支援が求められる．療養者・家族に「これから起こるかもしれないこと」を事前に具体的に伝えておくことで，そのように病状が変化したとしても，療養者・家族は落ち着いて対応できる．

療養者・家族に必要なセルフケアは，療養者への日常生活援助，医療処置などを安全に実施できること，必要時に支援者に連絡できることである．そのためには，原理原則をふまえつつ，療養者の生活状況にあわせた具体的な援助内容を説明する．また，療養者にとっての緊急性の高い状態を説明し，そのようなときに医師（在宅の主治医）か訪問看護師に連絡できるよう，緊急時連絡方法を伝えておく．

3）地域住民などとの協働

療養者・家族は生活者であるため，地域の人びととかかわりながら生活している．それぞれに，親しい友人，親切な近所の人との交流がある．とくに一人暮ら

しでは，親しい友人や近所の人が，家族の代わりに生活を援助してくれていることがある．たとえば，朝のゴミ出しや，買い物などである．そのような親しい人びとは，訪問看護師や訪問介護員などのフォーマルな支援者では困難な援助を担っていることが多い．

このように訪問看護では，インフォーマルな支援者との協働も多い．インフォーマルな支援者にも積極的にかかわり，担っている援助を把握し，必要時には看護の視点から助言しながら協働する．

3. 地域・在宅看護過程における実施（介入）

具体的で実施可能な計画にしたがい，訪問看護を提供するが，療養者の状況によっては計画どおりに実施できないときもある．状況に応じて援助内容を柔軟に変更することが必要である．どのような状況でも，訪問看護師が落ち着いて柔軟に行動すれば，療養者と家族も安心できる．

一人で訪問し援助することが原則であるため，確かな看護技術をもたなければならない．病院と違い，在宅では必要物品が必ずしも十分に整っていないため工夫が必要であり，療養者ごとに必要物品や手順が異なることも多い．看護技術の原理原則をふまえておかなければ，安全な看護技術を柔軟に提供することはできない．

そして，複数の看護師で援助しているからこそ，記録は正確でなければならない．看護記録は訪問看護師間のみではなく，多職種間の情報共有でも活用される．また，医療事故や療養者・家族とのトラブルが発生した際は看護記録が根拠資料となる．

4. 地域・在宅看護過程における評価

訪問看護は実施すればそれでよいのではなく，実施した看護が安全かつ適切で，どのような成果があったのか，目標達成ができたのか，客観的に判断する必要があり，これが訪問看護の質の担保向上につながる．

看護課題ごとに目標を設定し，看護計画を立案しているため，目標が達成されることが評価の視点として重要である．しかし，在宅看護では，目標が達成されても課題は継続したままのことも多い．在宅看護は長期に続く療養生活への看護であるため，看護課題も継続することが多いのである．たとえば，「嚥下機能が低下した経口摂取している高齢者の誤嚥性肺炎のリス

ク」という課題は，誤嚥性肺炎を起こさなければ目標は達成されるが，病気が治るわけではないし，全身状態が改善する可能性は低いので，多くの療養者で看護課題が継続する．

療養者の満足度も評価の指標として重要である．満足度を測ることは難しいが，包括的目標が達成されることが満足度につながると考えることもできる．療養者の希望が叶えられれば目標達成となり，満足度も高くなるだろう．

そして，それらの評価をふまえ，目標や計画を見直し修正する．

第3章

地域・在宅看護の展開に
必要な基本的知識

1 地域・在宅看護に関連する制度

地域・在宅看護は，年齢，疾患や障害の種類や程度を問わず，地域で療養する人を対象としているため，関連する法制度は多岐にわたる．ここでは，おもな制度を取りあげる．

1. 医療保険制度

日本ではすべての国民に公的医療保険への加入が義務づけられている（国民皆保険制度）．保険者（保険の管理者）に対して，被保険者（加入者）が保険料を支払い，傷病の際に保険者から給付を受ける仕組みになっている．国民皆保険制度により，誰もが安心して医療を受けられるようになった．

1）医療保険の種類
医療保険は，被用者保険（雇用保険），国民健康保険，後期高齢者医療制度に大別される（表 3-1）．

2）保険診療の流れ
保険医療機関等で診療サービスを受けた被保険者（患者）は，医療費の一部負担金を支払う（自己負担）．保険者から審査支払機関を通じて，自己負担分以外の医療費が医療機関に支払われる仕組みになっている．
医療費の自己負担（患者負担）の割合は原則 3 割であるが，年齢によって異なる（図 3-1）．

3）医療保険の給付
医療保険の給付は現物給付が基本であるが，一部，手当金など現金給付もある．

表 3-1　医療保険の種類

被用者保険（雇用保険）	企業などに雇用されている勤労者とその扶養家族が加入する健康保険である．この他に，船員保険や，国家公務員，地方公務員，私立学校教職員が加入する共済組合がある．
国民健康保険	農業者，自営業者，被用者保険の退職者などが加入する．
後期高齢者医療制度	被保険者は 75 歳以上の高齢者（一定の障害がある 65〜74 歳の高齢者を含む）で，それまで加入していた医療保険に代わって加入する．保険者は，都道府県単位ですべての市町村が加入する後期高齢者広域連合である．

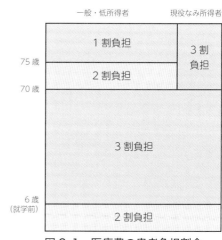

図 3-1　医療費の患者負担割合

2. 介護保険制度

介護保険は，40歳以上のすべての国民が加入し，被保険者となる．被保険者は保険料を保険者に納めることで，介護が必要となったとき（要支援・要介護に認定されたとき）に給付を受ける仕組みである．保険者は市町村（特別区含む）である．

被保険者は，65歳以上の第1号被保険者と，40歳以上65歳未満の第2号被保険者に分けられる．介護給付を受けられるのは，第1号被保険者では要支援者・要介護者，第2号被保険者では老化に起因する疾病（特定疾病）（表3-2）による要支援者・要介護者である．

1）サービス利用の手続き

被保険者が介護給付を受けるためには，市町村（または特別区）から要支援・要介護の認定を受ける必要がある．①被保険者が市町村に要介護認定を申請→②市町村の認定調査→③介護認定審査会の審査・判定→④認定と決定の通知，という流れとなる．

要介護の認定を受けた利用者は，居宅介護支援事業所に居宅サービス計画（ケアプラン）の作成を依頼できる．施設入所者は施設のケアマネジャーが施設サービス計画を作成する．

要支援の認定を受けた利用者は，原則，地域包括支援センターが介護予防サービス計画（介護予防ケアプラン）を作成する．

2）介護保険による給付

介護保険の給付は現物給付で，介護給付（介護サービス：要介護者が対象）と予防給付（介護予防サービス：要支援者が対象）がある．

給付（サービス）は，①居宅サービス，②施設サービス，③地域密着型サービスに大別される．訪問看護（介護予防訪問看護を含む）は，居宅サービスに位置づけられている．

居宅サービスを利用する場合は，区分支給限度額（介護保険から給付される1カ月あたりの上限額）が要介護度ごとに決められている．利用者負担は，原則としてサービスにかかった費用の1割から3割である．

3）地域支援事業

市町村が主体となり，地域住民に対する介護予防や，介護サービスが必要になっても地域で自立して日常生活を送れるよう支援する事業である．すべての市町村が実施する事業（介護予防・日常生活総合支援事業，包括的支援事業）と，各市町村が実情に応じて実施する事業（任意事業）がある．

地域包括支援センターによる要支援者の介護予防ケアプランの作成は，包括的支援事業に含まれている．

表 3-2　介護保険法で定める特定疾病

①がん（医師が一般に認められている医学的知見にもとづき，回復の見込みがない状態に至ったと判断したものに限る）	⑧脊髄小脳変性症
②関節リウマチ	⑨脊柱管狭窄症
③筋萎縮性側索硬化症	⑩早老症
④後縦靱帯骨化症	⑪多系統萎縮症
⑤骨折を伴う骨粗鬆症	⑫糖尿病性神経障害，糖尿病性腎症及び糖尿病性網膜症
⑥初老期における認知症	⑬脳血管疾患
⑦進行性核上性麻痺，大脳皮質基底核変性症およびパーキンソン病	⑭閉塞性動脈硬化症
	⑮慢性閉塞性肺疾患
	⑯両側の膝関節または股関節に著しい変形を伴う変形性関節症

3. 訪問看護の制度

1) 訪問看護事業所 (訪問看護ステーション)

(1) 訪問看護事業所の開設

　介護保険法にもとづく訪問看護事業を行う事業所の開設者は，都道府県知事（または指定都市・中核市市長）から，介護保険法の指定居宅サービス事業者の指定を受ける必要がある．この指定を受けた場合は，健康保険法にもとづく訪問看護事業所の指定を受けたとみなされ，医療保険による訪問看護も実施できる．

(2) 設置基準

　指定を受けるためには，管理者や訪問看護に従事する職員の人員基準を満たす必要がある．管理者は訪問看護事業を適切に管理運営できる保健師または看護師でなければならない．訪問看護従事者として，看護職員（保健師・看護師・准看護師）は常勤換算で 2.5 人（うち 1 人は常勤）以上が必要とされる．実情に応じて，理学療法士，作業療法士，言語聴覚士を適当数配置することができる．

2) 訪問看護のしくみ

(1) 訪問看護の保険制度

　訪問看護を提供する機関には，訪問看護ステーションの他，病院や診療所の訪問看護部門，看護小規模多機能居宅介護がある．いずれも医療保険と介護保険による訪問看護を行っている．

　介護保険が優先して適用されるが，どちらを利用できるかについてはルールがある（図 3-2）．ただし，精神科訪問看護の対象者（認知症を除く）は医療保険での利用になる．

(2) 訪問看護提供の流れ

　訪問看護を依頼するのは，病院や診療所の医師，退院元の病棟看護師，ケアマネジャー，療養者本人・家族などである．いずれからの依頼であっても，主治医が利用者に訪問看護が必要と判断したうえで，訪問看護指示書の交付を受ける必要がある．訪問看護指示書には，訪問の目的に通じる医師の指示内容が記載されており，医学的観点から何を目的として訪問するのかを把握する文書でもある．

　加えて，介護保険による訪問看護の場合にはケアプランに位置づけられる必要がある．担当ケアマネジャーは，療養者のニーズを把握したうえで，心身の状態や生活状況にあわせたケアプランを作成する．ケアプランの全体をふまえ，ケアマネジャーから訪問看護に対して，サービス時間・回数，訪問内容などの依頼がある．ケアプラン（原案）を作成したところで，サービス担当者会議が開催され，利用者・家族の同意を得てサービスの提供が始まる．

　訪問看護ステーションの管理者は，初回訪問時に利用者に対して，重要事項説明書に沿って説明し，契約書を取り交わす．利用者が訪問看護計画書に同意した後，訪問看護が開始となる．訪問看護計画書に沿って訪問看護を実施し，主治医に月に一度，訪問看護計画書と訪問看護報告書を提出する．ケアマネジャーに，訪問時の状況や自立支援の達成状況を情報提供する．

(3) 訪問看護の提供時間・回数

　介護保険による訪問看護の 1 回訪問時間は，20 分未満，30 分未満，30 分以上 60 分未満，60 分以上 90 分未満のいずれかである．利用回数に制限はないが，利用者の経済的負担を考慮して区分支給限度額内でサービス提供が行われていることが多い．

　医療保険による訪問看護の 1 回訪問時間と回数は，30 分〜90 分，週 3 回である．ただし，週 4 日以上の訪問看護や複数の訪問看護ステーションを利用できる場合もある（図 3-2 を参照）．

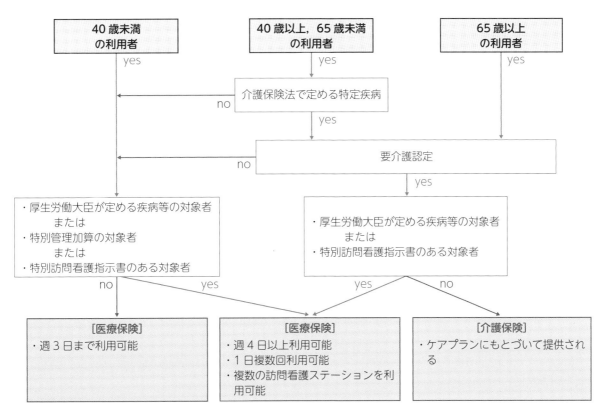

※1 介護保険法で定める特定疾病：表 3-2 を参照
※2 厚生労働大臣が定める疾病等の対象者：

・末期の悪性腫瘍	・進行性筋ジストロフィー症	・脊髄性筋萎縮症
・多発性硬化症	・パーキンソン病関連疾患	・球脊髄性筋萎縮症
・重症筋無力症	・多系統萎縮症	・慢性炎症性脱髄性多発神経炎
・スモン	・プリオン病	・後天性免疫不全症候群
・筋萎縮性側索硬化症	・亜急性硬化性全脳炎	・頸髄損傷
・脊髄小脳変性症	・ライソゾーム病	・人工呼吸器を使用している状態
・ハンチントン病	・副腎白質ジストロフィー	

※3 特別管理加算の対象者

・在宅悪性腫瘍等患者指導管理	・在宅酸素療法指導管理	・在宅自己疼痛管理指導管理
・在宅気管切開患者指導管理	・在宅中心静脈栄養法指導管理	・在宅肺高血圧症患者指導管理
・気管カニューレの使用	・在宅成分栄養経管栄養法指導管理	・人工肛門または人工膀胱の設置
・留置カテーテルの使用	・在宅自己導尿指導管理	・真皮を越える褥瘡
・在宅自己腹膜灌流指導管理	・在宅人工呼吸指導管理	・在宅患者訪問点滴注射管理指導料の算定
・在宅血液透析指導管理	・在宅持続陽圧呼吸療法指導管理	

図 3-2　訪問看護の保険適用

2 協働する多職種とその役割

　訪問看護のみで療養生活への支援が完結することはほぼない．多くの専門職と関係機関，関係組織が，その専門性をいかして協働し支援している．また，近隣住民や友人など親しい間柄の専門職ではない人びと（インフォーマルな支援者）も重要な生活支援を担っていることが多い．

(1) 医師（在宅医）

　訪問看護は，主治医の指示書を受けて，診療報酬または介護報酬を得て看護を提供する．そのため医師との協働は必須である．療養者が通院できる場合は受診し，通院が困難な場合は医師が自宅などに訪問して診療を行う．在宅診療には，訪問診療と往診がある．

　医師の役割は医療を提供することであり，診断し必要な治療を行う．たとえば人工呼吸器装着であれば，対象にあわせた呼吸回数など呼吸機器の設定，定期的な気管カニューレの交換などを行う．褥瘡のある患者には，壊死組織のデブリードマンなど外科的処置を自宅で実施することがある．がんの終末期患者には，麻薬の投与，死亡診断と死亡診断書の作成を行う．

　また，療養生活では状態も変化していくため，適宜ACP（advance care planning）を行い，療養者と家族の療養生活への意向を確認している．

(2) 歯科医師

　歯科医師は歯科訪問診療を行う．歯科訪問診療は，何らかの身体的，精神的理由で歯科診療所に通院できない療養者に対し，歯科医師，歯科衛生士が自宅や介護施設，病院などに訪問し，歯科診療や専門的口腔ケアを行う制度である．

(3) 病棟（病院）の看護師

　療養者が退院時に入院していた病棟の看護師と協働する．病棟看護師は，退院後に療養者がどのような生活を送るかなどの意思決定を支援している．また，医療処置や内服管理について指導している．たとえば，ストーマ（人工肛門）を造設して退院する患者には，ストーマ用装具の交換方法や，食事の内容や入浴の仕方など，日常生活の注意点について指導する．インスリン治療が必要な患者には，注射液の保管，インスリン注射と血糖測定の方法，運動療法や食事療法について指導する．

　退院時には，在宅での医療処置の方法とその獲得状況などの情報を病棟看護師から得て，在宅でも医療処置が継続できるようにしている．

　また，緊急入院になった場合には，在宅での状態変化の様子を病棟看護師に情報提供する．

(4) 退院調整看護師・医療ソーシャルワーカー

　退院調整とは退院後もさまざまな生活ニーズや課題をもつ患者・家族に対して，適切な退院先を確保し，安定した療養生活を送れるよう，サービスの適切な活用を支援することである．退院調整を行っているのが，退院調整看護師と医療ソーシャルワーカー（MSW）である．看護師は，患者の予想される身体状態から全体を把握するのに対し，MSWは，患者と家族の関係性から全体を把握する傾向にあるといわれる．

　訪問看護師は退院調整看護師・MSWと患者の退院時に協働することが多い．

(5) ケアマネジャー（介護支援専門員）

　介護保険を利用している療養者では，ケアマネ

ジャーが居宅サービス計画（ケアプラン）を立てることが多い（療養者・家族が居宅サービス計画を立案してもよい）．ケアマネジャーは，保健医療福祉分野での実務経験（医師，看護師，社会福祉士，介護福祉士など）が5年以上であり，介護支援専門員実務研修受講試験に合格し，介護支援専門員実務研修の課程を修了し，介護支援専門員証の交付を受けた者である．

要介護者や要支援者の相談に応じるとともに，サービス（訪問看護，訪問介護など）を受けられるようにケアプランを作成する．また，市町村・サービス事業者・施設などとの連絡調整を行う．

ケアマネジャーとの協働は，ケアプランに訪問看護のサービスが入ることで始まる．日々の看護で支援の調整が必要と判断したときには連絡し，担当者会議では訪問看護の視点で支援について意見を述べる．ケアマネジャーは福祉職が担っていることが多いため，訪問看護師は医療に関する相談を受けることがある．必要時には支援の調整についてアドバイスする．

(6) 訪問介護員（ホームヘルパーなど）

訪問介護員が訪問介護を行う．訪問介護には，身体介護（食事・排泄・入浴などの介護），生活援助（掃除・洗濯・買い物・調理などの生活の支援），通院時の乗車・降車などの介助がある．日々の生活を支援している職種であり，療養者・家族にとって最も身近な支援者といえる．

訪問介護員とは協働することが多い．対象者の状態をふまえ観察してほしい内容を具体的に説明し，報告するように伝えることで，症状変化を早期に発見し対処できる．訪問介護で困ったことがあると，訪問看護師に相談されることが多い．

(7) 理学療法士・作業療法士・言語聴覚士

訪問リハビリテーションは，理学療法士，作業療法士，言語聴覚士が担っている．居宅において，その心身の機能の維持・回復をはかり，日常生活の自立を助けるために必要なリハビリテーションを行う．

理学療法士[1]は，関節可動域の拡大，筋力の強化，麻痺の回復，痛みの軽減など，運動機能に直接働きかける治療法から，動作練習，歩行練習などの能力向上をめざす治療法まで，日常生活の自立をめざし支援する．

作業療法士[2]は，障害などにより日常生活の作業が難しくなった人に対して，「作業」の練習や，心身の機能の維持・回復の手段として「作業」を行う支援をする．作業療法とは，基本的動作能力（運動や感覚・知覚などの心身機能），応用的動作能力（食事や家事など日常で必要となる活動），社会的適応能力（地域活動への参加，就学・就労など）を維持・改善する療法である．または，生活環境をよりよく整備するはたらきかけを行う．

言語聴覚士[3]は，言語や摂食嚥下のリハビリテーションを行う．言語聴覚士が対象とする障害は，言語障害，高次脳機能障害，音声障害，構音障害，嚥下障害，聴覚障害である．

このように，リハビリテーションが必要な対象には，障害にあわせて各職種が専門性をいかした支援をしている．たとえば脳血管疾患で嚥下障害と片麻痺のある療養者では，摂食嚥下のリハビリテーションは言語聴覚士，手すりの設置などの環境整備は作業療法士，歩行練習などは理学療法士が行う．

(8) 薬剤師（訪問薬剤師）

薬剤師の役割[4]は，調剤および調剤時の服薬指導や情報提供，OTC医薬品（over the counter医薬品：薬局・薬店・ドラッグストアなどで処方せんなしに購入できる医薬品）に関する相談対応，地域住民の健康づくりに寄与することである．薬剤師が自宅や施設などに医薬品を届け，服薬の指導や管理をすることを，医療保険では「在宅患者訪問薬剤管理指導」（「訪問薬剤管理指導」），介護保険では「（介護予防）居宅療養管理指導」といい，これらの在宅サービスを提供する薬剤師は，通称「在宅薬剤師」や「訪問薬剤師」とよばれる．

療養者では，薬の飲み忘れや飲みすぎ，薬局まで薬を取りに行けない，複数の医療機関から処方された薬が重複している（ポリファーマシー）などの問題が起こりやすい．薬剤師が在宅訪問することで，これらを改善することができる．

在宅療養者は何らかの治療をしているため，訪問薬剤師と協働することは多い．

(9) 管理栄養士（在宅訪問栄養食事指導）

管理栄養士は，医師の指示にもとづき在宅療養者宅を訪問し，在宅訪問栄養食事指導を実施している[5]．具体的な献立作成など栄養管理について指導し，栄養状態のモニタリングと定期的評価，計画の見直しを行う．管理栄養士による居宅療養管理指導の対象患者は，「脳神経系の疾患」「循環器疾患」が17％であった[6]．

(10) 保健師

保助看法第2条に「保健師とは，厚生労働大臣の免許を受けて，保健師の名称を用いて，保健指導に従事することを業とする者をいう」と規定されている．保健師が対象とする人びとは，すでに主治医がいる患者とはかぎらない．また，保健師は，地域全体の健康課題に携わる．

最も多くの保健師が所属しているのが地方自治体の行政機関であり，訪問看護師も行政機関の保健師と協働する場合が多い．行政機関の保健師は，地域住民の健康の保持・増進を担っている．たとえば難病患者家族の療養生活支援として，家庭訪問・相談，病気や利用できるサービスなどの情報提供，患者・家族会への支援などを行う．また，新型コロナウイルス感染の拡大時には，相談対応，疫学調査，PCR 検査や入院にかかわる病院調整，感染予防に関する知識普及や助言・指導など，多岐にわたる業務を担当した．

(11) 歯科衛生士

歯科衛生士は，「歯科疾患の予防及び口腔衛生の向上を図る」（歯科衛生士法第1条）ことを目的として，歯・口腔の健康を支援する．仕事内容は，歯科診療の補助，歯科保健指導，歯科予防処置である．予防処置には，フッ化物塗布などの薬物塗布，歯垢（プラーク）や歯石など口腔内の汚れの除去などがある[7]．

療養者は身体機能の低下にともない，口腔機能が低下することが多い．歯科衛生士は，口腔衛生状態や口腔機能の改善をはかるケアを実施している．

(12) 救急隊員

救急隊員は，救急車で現場に駆け付け，傷病者に応急処置を施しながら医療機関に搬送する救急活動を行う．救急隊は3人1組で救急車に乗り，そのうち最低1人は救急救命士の資格を持った救急隊員であることが努力目標となっている．救急救命士は傷病者に対して救急救命措置を行うことができる[8]．

療養者は自宅で急変し救急車を利用する場面もあるため，訪問看護師は救急隊員と協働する．

3 協働する関係機関・関係組織

(1) 診療所

在宅医の多くは診療所の医師であり，診療所のなかには在宅療養支援診療所がある．在宅療養支援診療所とは[9]，地方厚生（支）局長に届け出て認可される病院・医院の施設基準のひとつである．

24時間往診が可能な体制を確保していること，24時間訪問看護のできる訪問看護ステーションと連携する体制を維持していること，緊急時に連携保険医療機関への入院ベッドを確保していること，地域の介護・福祉サービス事業所と連携していることなどの施設基準を満たしている診療所である．

(2) 病院

療養者の入退院時には，病院の医師，看護師と協働する．ケガ人や病人を収容して診断・治療し，複数の診療科と20以上の病床を持つ医療機関が病院である．そのうち100以上の病床を持ち，一定の条件を満たし，都道府県知事の承認を得た医療機関が総合病院である．

急性期の治療後に一定期間，在宅復帰をめざしリハビリや在宅調整を行う施設が複数ある．医療施設では，回復期リハビリテーション病院，介護療養型医療施設などがある．介護保険制度では，介護老人保健施設，介護医療院などがある．

(3) 居宅介護支援事業所

療養者が介護保険制度を利用している場合，ケアマネジャーが所属している居宅介護支援事業所と協働する．

居宅介護支援事業所は，介護保険法にもとづき要介護認定を受けた人が自宅で介護サービスなどを利用しながら生活できるよう，ケアマネジャーが本人・家族の心身の状況や生活環境，希望などに沿って居宅サービス計画（ケアプラン）を作成し，ケアプランにもとづいて介護保険サービスなどを提供する事業所との連絡・調整などを行う機関である．

(4) 地域包括支援センター

地域包括支援センターは，高齢者に対する総合相談，権利擁護，支援体制づくり，介護予防に必要な援助などを行う公的機関である．介護認定審査において要支援と判定された高齢者を対象に介護予防ケアプランを作成し，ケアプランにもとづいて介護保険サービスなどを提供する事業所との連絡・調整を行っている．また，介護認定審査で非該当と判定された人や，「要介護認定は申請していないが介護予防に取り組みたい」という高齢者を対象に，介護予防教室などを行っている．

地域包括支援センターには，社会福祉士，保健師，主任ケアマネジャーの3種類が配置されている．主任ケアマネジャーは，介護全般にかかわる相談に対応し，介護サービス事業者と連携しながらケアマネジャーを支援する．

(5) 介護サービス事業所

介護サービス事業所は，介護給付におけるサービスを提供する事業所をさす．

協働する機会が多い訪問介護員は，訪問介護事業所に所属している場合が多い．訪問介護事業所は，利用者が可能なかぎり自立した生活を送れるよう，訪問介護員をはじめとする介護職が在籍している事業所であり，事業所数は増加している．訪問入浴介護は，指定訪問入浴介護事業所が担っており，居宅での入浴を援助する．事業所ごとに看護師または准看護師1以上，介護職員2以上の従業員を置く．

(6) 行政機関

　協働する行政機関には，市町村保健センターと保健所がある.

●市町村保健センター

　市町村保健センターは，住民に対し，健康相談，保健指導および健康診査，地域保健に関する必要なその他の事業を行うことを目的とする施設である. 母子保健や成人・老人保健などライフステージに沿った保健サービスを提供する. 他にも，栄養関係や歯科保健の事業など地域住民のニーズに沿った多くの事業があるため，保健師，医師，看護師，管理栄養士，歯科衛生士，臨床心理士，理学療法士，社会福祉士など，さまざまな専門職が所属している.

●保健所

　保健所は，各都道府県，政令指定都市，中核市，特別区などに設置されている. 公衆衛生に沿った業務を担っており，おもに疾病の予防，衛生の向上など，地域住民の健康の保持増進に関する業務を行っている. たとえば，感染症関係事業，精神保健事業，難病支援事業などである. 精神保健事業では，精神障害者の社会復帰の促進，精神疾患の予防や治療，社会経済活動への参加の促進など，精神疾患患者への支援を行う.

難病支援事業では，難病患者への治療の支援，患者・家族からの個別相談，社会復帰への支援など，患者・家族への支援を行う.

(7) 消防署

　療養者の救急搬送時には，救急隊員と協働することがある. 救急隊員は消防署に所属しているため，消防署と協働することとなる. 総務省[10] によると，2021年の救急車による救急出動件数は 619 万 3,581 件（前年比 4.4％増），搬送人員は 549 万 1,744 人（前年比 3.7％増）で，救急出動件数，搬送人員ともに前年より増加している.

(8) 民生委員協議会

　民生委員は，区域ごとに民生委員協議会を組織することになっており，職務に関する連絡調整，必要な資料および情報の収集など，職務の遂行に必要な事項を処理している. 一人暮らしの療養者，介護力が低い家族も多いため，民生委員が支援している療養者が訪問看護の対象となる場合も多く，民生委員と協働する機会がある.

第4章

地域・在宅看護における
看護過程の実際

脳梗塞による後遺症が残り，
在宅療養を開始したAさん

 ## A さんの紹介

　Aさんは 78 歳の男性で，72 歳の妻と二人暮らし．4 カ月前，起床時に運動障害，言語障害，意識障害が出現し，救急車で急性期病院へ搬送された．アテローム血栓性脳梗塞と診断され，入院し治療を受けた．右片麻痺（右上下肢の運動障害，感覚障害），構音障害，嚥下障害，注意障害（軽度）の後遺症が残存し，約 3 カ月間，回復期リハビリテーション病院へ入院した．リハビリによって，見守りのもと 4 点杖を使用して数メートルの歩行が可能となったが，それ以上の移動には車椅子を使用する．

　入院中に介護保険を申請し，要介護 3 と認定され，ケアマネジャーを中心にケアプランを作成した．脳梗塞の再発を予防しながら，可能なかぎり自宅で自立して生活することが，今後の A さんの目標である．退院後は，訪問看護を導入し，全身状態，生活状況を把握するとともに，生活へのアドバイス，服薬管理指導などの支援も行う．退院日翌日が初回訪問となった．

　・退院後の移動方法：屋外では車椅子を使用するが，屋内では 4 点杖と車椅子を併用することとなった
　・退院後の食事：妻は，咀嚼，嚥下しやすい食事，脳梗塞の再発予防のための栄養指導を受けた

退院時の服薬について

　服薬管理は妻が行う．高血圧のため，6 年前からアムロジピン 1 回/日（1 日 2.5 mg）を内服している．脳梗塞発症後はバイアスピリン 1 回/日（1 日 100 mg），便秘時に酸化マグネシウム錠 250 mg が追加された．

A さんの情報

[身体状況]

　利き手に片麻痺が残存したため，脳梗塞発症前のようにはできない日常生活動作が多い．

　食事は，自助具をうまく使用できず，一部介助が必要である．口を閉じにくいため咀嚼に時間がかかり，飲み込みにくさもある．急いで飲み込むとむせることがある．部分義歯を使用している．

　入浴は，浴室をリフォームし，福祉用具を使用して，見守りと一部介助のもと行っている．衣類の着脱と清拭にも一部介助が必要である．歯磨きは，セッティングすれば自力でできるが，うがいのしにくさがある．義歯は妻が管理している．

　起居動作は，電動ベッドとベッド柵を使用し自力でできている．起立動作，車椅子などへの移乗も，ほぼ自力でできるが，軽く引き上げる介助が必要な場合もある．歩行は，数歩であれば手すりや 4 点杖を使用して可能である．トイレへは妻の介助により車椅子で移動し，座位で排泄できる．排泄時の衣類の着脱には一部介助が必要である．本人の希望により，日中は通常の下着を着用し，夜間のみリハビリパンツを使用し，尿器にて自力で排泄する．自宅に帰ってから失禁はない．排尿回数は日中 5 回，夜間 3 回程度で，排便回数は 1～2 日に 1 回程度である．

　軽度の構音障害があり，早口でしゃべると聴き手が聴き取れないことがある．何度も聞き直すと，「もういいよ」と言って，黙ってしまうことがある．加齢性難聴がある．近視のため日常的に眼鏡を着用している．老視もあり，新

聞などを読む際には老眼鏡を使用する．

軽度の注意障害も残存している．ぼんやりしていることや，うっかりミスをすることが多くなり，内服の自己管理が難しくなった．

- ・既往歴：高血圧（6 年前から内服治療中），前立腺肥大（内服薬なし）
- ・身長：167 cm，体重：脳梗塞発症前 72 kg，脳梗塞発症後（退院時）66 kg
- ・初回訪問時バイタルサイン：体温 36.4℃，脈拍 80 回/分（整脈），呼吸数 16 回/分（副雑音なし），
  SpO_2 98%，血圧 136/80 mmHg．疼痛などの苦痛症状はとくにない．

[家族構成・家族状況]

妻の健康状態は良好である．A さんの脳梗塞発症により，現在はパートを休んでいる．長男夫婦は，緊急時にはすぐに駆けつけることができ，退院にも付き添っていた．長女夫婦は遠方に住んでいて，3 歳の孫を連れて半年に 1 度程度は帰省している．長男，長女家族ともに，できるかぎり自宅で生活したいという A さんと妻の意思を理解している．

[経済状況]

A さん夫婦はあわせて 21 万円/月の年金を受給している．自宅のローンは完済している．介護保険サービスの自己負担は 1 割，後期高齢者医療制度により医療給付の自己負担は 1 割である．

[生活環境]

自宅は 2 階建ての一軒家．郊外の丘の上にあり，周囲には坂道が多い．買い物には，スーパーマーケット（車 10 分），コンビニ（徒歩 10 分）を利用している．週に 1 度，食品・日用品の宅配サービスを利用している．歩いて数十秒の距離に両隣家があり，A さんと同年代の夫婦が暮らしている．

屋内で車椅子を使用するために，玄関へのスロープを造設した．入院前は，2 階で妻と同室の寝室であったが，退院後は，1 階のトイレに一番近い部屋に変更した．電動ベッドをレンタルしている．妻もしばらくは同室で就寝する予定である．トイレ内，浴室内には手すりを造設したが，車椅子移動を考えて居室，廊下には造設していない．

[脳梗塞発症前の生活の状況]

65 歳まで公務員として勤務．在職中から家事（夕食後の皿洗い，休日の掃除機がけなど）は手伝っていた．定年後は，食事の準備や日々の洗濯も妻と分担していた．地域の活動にも積極的で，週に 1 回のグラウンドゴルフや年に 1 回の地区の祭りに参加し，近所の仲間とほろ酔いで帰ってくることもあった．几帳面できれい好きであり，内服薬の管理や身のまわりの片づけは日々ていねいに行っていた．草木の手入れが趣味で，入院中も庭の心配をしていた．たまに訪れる孫と遊んだり，妻と旅行したりしながら生活していた．喫煙は 20 本/日，飲酒はビール 500 mL 2 本/日の習慣があった．

[利用サービス]

- ・訪問看護：週に 2 回（水・金）．訪問看護ステーションに担当ケアマネジャーも所属している．車で約 10 分
- ・通所リハビリ：週に 2 回（月・木）．車で約 15 分，送迎あり
- ・訪問介護：週に 2 回（火・土），おもに入浴介助を目的としている．車で約 10 分
- ・福祉用具貸与：電動ベッド，車椅子，4 点杖
- ・主治医：自宅から車で約 5 分のかかりつけ医に変更となった

[初回訪問時の A さんと家族の言葉]

A さん「やっぱり家はいいよ．全然違う．でも，全部，妻に手伝ってもらわなくてはいけなくて，情けない．薬の袋を切るのも難しい．リハビリを頑張ろうと思います．家の中ならもっと歩けるような気がしてきました．トイレくらいは一人で行けるんじゃないかな．食べ物もやっぱり妻が作ったものがおいしいね．しばらくしたらお酒も飲みたいなあ．たばこはやめようと思います．脳梗塞は再発が怖いと聞いたので，再発しないように気をつけないと．もう

1 週間の支援計画

	月	火	水	木	金	土	日
9 時	通所リハ			通所リハ			
10 時			訪問看護		訪問看護		
11 時							
12 時							
13 時							
14 時		訪問介護*				訪問介護*	
15 時							

*おもに入浴介助

少し動けるようになったら，庭の手入れをしたり，妻と外出したりできるようになるでしょうか」

　妻「できるだけ夫婦で頑張って家で生活したいと思っていますが，まさかこんなにいろいろなことができなくなっているとは思わなくて，びっくりしました．食事のときも，利き手を使えないから，うまく食べられないみたいですけど，入院して痩せちゃったから，ちゃんと食べてもらわないと．脳梗塞が再発しないように薄味にも慣れてもらわないといけません．こんなに生活が変わってしまうなんて．一人で歩けると言っていますけど，転んだら大変ですよね．心配です」

🔍 A さんのアセスメントの展開

アセスメント項目と A さんの情報	A さんのアセスメント

1. 健康問題

> **ワンポイント・アドバイス**
>
> 今後の暮らしのなかで脳梗塞の再発を予防するために A さんには何が必要かをアセスメントする．

アセスメント項目と A さんの情報	A さんのアセスメント
・78 歳の男性．4 カ月前，救急車で急性期病院へ搬送された．アテローム血栓性脳梗塞と診断され，入院し治療を受けた ・後遺症が残存し，約 3 カ月間，回復期リハビリテーション病院へ入院した．リハビリによって，見守りのもと 4 点杖を使用して数メートルの歩行が可能となり，それ以上の移動には車椅子を使用する	・脳梗塞の後遺症に対して回復期リハビリテーションを行ったが，脳梗塞発症前の状態に戻ることは難しく，現在も障害が残存している．今後も障害をかかえて生活をしていくこととなる
・既往歴：高血圧（6 年前から内服治療中） ・発症前は，喫煙 20 本/日，飲酒ビール 500 mL 2 本/日の習慣があった．A さん「しばらくしたらお酒も飲みたいなあ．たばこはやめようと思います」 ・妻「脳梗塞が再発しないように薄味にも慣れてもらわないといけません」	・食習慣，生活習慣により高血圧をコントロールすることが，脳梗塞の再発予防に大切である ・喫煙歴，飲酒歴は，ともに脳梗塞の再発リスク因子である．A さんの思いに寄り添いながら，生活習慣について相談していく必要がある ・妻の負担も考慮しつつ，適切な栄養管理ができるよう支

アセスメント項目と A さんの情報	A さんのアセスメント
• A さん「家に帰ってもリハビリを頑張ろうと思う」「脳梗塞は再発が怖いと聞いたので，再発しないように気をつけたい」	援していく必要がある • リハビリへの意欲や再発予防への意識は，A さんが健康を維持するうえでの強みである
• 毎日の服薬管理は妻が行う．高血圧のため，6 年前からアムロジピンを内服している．脳梗塞発症後は，バイアスピリン，便秘時に酸化マグネシウム錠が追加された • 発症前は A さん自身が服薬管理していたが，軽度の注意障害も残存しているため，自己管理は難しくなった．A さん「薬の袋を切るのも難しい」 • 主治医が自宅から車で約 5 分のかかりつけ医に変更となった	• 再発の予防には確実な服薬が不可欠である．妻の協力のもと，A さんが確実に服薬できるよう支援していく必要がある • 抗血小板薬の内服による出血リスクに注意する．とくに，降圧薬の内服により歩行が不安定で転倒しやすく，頭部外傷による硬膜下血腫の可能性に注意が必要である • バイアスピリン，アムロジピンの副作用として，めまい，ふらつき，消化器症状に注意する • かかりつけ医への定期的な通院が継続できるよう支援していく必要がある
• 初回訪問時バイタルサイン：体温 36.4℃，脈拍 80 回/分（整脈），呼吸数 16 回/分（副雑音なし），SpO₂ 98%，血圧 136/80 mmHg．疼痛などの苦痛症状はとくにない	• 75 歳以上であること，降圧治療中であり，脳梗塞の既往があることを考慮すると，血圧は正常範囲内である • その他のバイタルサインにもとくに異常はみられない

2. 価値・意思決定

ワンポイント・アドバイス

これまでの生き方，暮らし方から，A さんが大切にしていることを把握する．A さんだけでなく家族の意思を確認することも在宅療養では不可欠である．

• 72 歳の妻と二人暮らしで，同じ市内に長男夫婦と 2 人の孫，県外に長女夫婦と 1 人の孫が暮らしている • 在職中から妻の家事を手伝い，定年後は家事を分担していた • 趣味は庭の草木の手入れ．たまに訪れる孫と遊んだり，妻と旅行したりしながら生活していた	• A さんは，自宅での妻との生活や家族との交流を大切にし，趣味ももちながら生活をしてきた • 妻と協力して家事役割を担うこともAさんの生活の一部であった
• 几帳面できれい好きであり，脳梗塞発症前は，内服薬の管理や身のまわりの片づけは日々ていねいに行っていた • 脳梗塞の再発を予防しながら，可能なかぎり自宅で自立して生活することが今後の目標である．A さん「リハビリを頑張ろうと思います」「脳梗塞は再発が怖いと聞いたので，再発しないように気をつけないと」「庭の草木の手入れをしたり，妻と外出したりできるようになるでしょうか」 • 妻「できるかぎり夫婦で頑張って家で生活していきたいと思っています」「脳梗塞が再発しないように，薄味に慣れてもらわないといけません」 • 長男，長女家族ともに，できるかぎり自宅で生活したいという A さんと妻の意思を理解している	• 脳梗塞発症前まで，多くのことを自身で行って生活しており，発症後も自立の意思が強いと考えられる • リハビリへの意欲や再発予防への意識があることからも，今後も妻と二人での生活を続けたいという思いが感じられる • A さんと妻は，子どもに迷惑をかけず二人で生活し続けることへの意思を共有しており，別居の子ども家族もそのことを理解している • 庭の草木を手入れすることや，家族と外出できるようになることも，A さんの今後の希望のひとつである

アセスメント項目とAさんの情報	Aさんのアセスメント

3. 食事・栄養

> **ワンポイント・アドバイス**
>
> 脳梗塞の再発を予防できるよう，Aさんの障害にあわせた食生活を生活のなかで続けるために必要なことを理解する．在宅では，買い物と食事の準備を誰が行うのかも重要な視点である．

・口を閉じにくいため咀嚼に時間がかかり，飲み込みにくさもある．急いで飲み込むとむせることがある．部分義歯を使用している．自助具をうまく使用できず，一部介助が必要である ・妻は，咀嚼，嚥下しやすい食事，脳梗塞の再発予防のための栄養指導を受けた ・妻「食事のときも，利き手を使えないから，うまく食べられないみたいです」「薄味にも慣れてもらわないといけません」 ・週に1度，食品・日用品の宅配サービスを利用している	・嚥下障害は軽度ではあるが，むせる様子がみられることもあり，加齢によって嚥下機能が低下している可能性も考慮し，誤嚥，誤嚥性肺炎のリスクに注意する必要がある ・自宅では，食材の調達，調理だけでなく，嚥下状態に配慮した食事，セッティング，一部介助も妻の役割となるため，妻の負担が増えることになる
・高血圧と前立腺肥大の既往がある ・身長：167cm，体重：脳梗塞発症前72kg，脳梗塞発症後（退院時）66kg ・Aさん「食べ物もやっぱり妻が作ったものがおいしいね．しばらくしたらお酒も飲みたいなあ」 ・妻「入院して痩せちゃったから，ちゃんと食べてもらわないと．でも，脳梗塞が再発しないように薄味にも慣れてもらわないといけません」	・75歳以上であることを考慮すると，現在のBMI 23.7 kg/m^{2}は適正体重範囲である．約4カ月間の入院中に体重が6kg減少したが，今後の自宅での生活で栄養状態が低下しないか注意する必要がある ・脳梗塞の再発予防のために，妻の食事療法への理解や食事準備への負担を支援していく必要がある ・Aさんと妻に脳梗塞の再発予防への意識があることは強みである．Aさんのこれまでの食習慣や嗜好を尊重しながら，今後の食生活について相談していく

4. 排泄・清潔

> **ワンポイント・アドバイス**
>
> 排泄行動に障害はあるが，Aさんが望むことをどのように支援するかという視点が重要である．

・前立腺肥大の既往がある．排尿回数は日中5回，夜間3回程度，排便回数は1～2日に1回程度 ・便秘時酸化マグネシウム錠の処方あり	・高齢，前立腺肥大により夜間排尿回数が多い ・排便時のいきみ過ぎは血圧の上昇につながるため，酸化マグネシウム錠を適切に使用しながら，排便をコントロールできるよう支援する必要がある
・Aさん「家の中ならもっと歩けるような気がしてきました．トイレくらいは一人で行けるんじゃないかな」 ・トイレ内には手すりを造設したが，廊下には車椅子移動を考えて造設していない．Aさんの居室は，1階のトイレに一番近い部屋 ・トイレへは妻の介助により車椅子で移動し，座位で排泄できる．衣類の着脱には一部介助が必要である．本人の希望により，日中は通常の下着を着用し，夜間のみリハビリパンツを使用し，尿器にて自力で排泄する．自宅に帰ってからの失禁はない	・1日に何度も排泄のたびに介助を要することは，Aさんの羞恥心を喚起し，自尊心を低下させると考えられる ・介助には体力を必要とするため，妻にも大きな負担となる．Aさんも妻への遠慮を感じている ・Aさんの現在の身体状況からは，トイレへの歩行による転倒リスクが高く，妻も不安を感じている．一方で，トイレまでは歩けるのではないかというAさんの意思に反して車椅子での介助を強いることはできない．Aさんと妻が納得して，安全にトイレへの移動と排泄を行える方法をともに考える必要がある

アセスメント項目と A さんの情報	A さんのアセスメント
• 入浴は，浴室をリフォームし，福祉用具を使用して，見守りと一部介助のもと行っている．衣類の着脱と清拭にも一部介助が必要である．歯磨きは，セッティングすれば自力でできるが，うがいのしにくさがある	• これまで当然のように行ってきた清潔行動に介助が必要であることは精神的苦痛となる．また，おもに介助を担う妻にとっても心身の負担となる．できるかぎりの自立をめざした工夫を，本人・家族と考える必要がある

5．睡眠

> **ワンポイント・アドバイス**
>
> 居室が変化したことや，夜間排尿に時間がかかるようになったことが，睡眠に影響をおよぼす可能性がある．

• 入院前は，2 階で妻と同室の寝室であったが，退院後は，1 階のトイレに一番近い部屋に変更した • 排尿回数は日中 5 回，夜間 3 回程度	• 退院直後の環境の変化や，居室の変更により，睡眠が阻害される可能性がある • 夜間排尿の回数が多いうえに，脳梗塞の後遺症により 1 回の排尿により時間がかかると考えられ，睡眠が十分に確保できているか，活動と休息のバランスは適正かなど，今後も確認していく必要がある

6．運動・身体活動

> **ワンポイント・アドバイス**
>
> 運動・身体機能の障害があるなかで「できる」ことを増やすための工夫を，A さん，家族とともに考えることが大切である．

• 右片麻痺（右上下肢の運動障害，感覚障害），注意障害（軽度）が残存．要介護 3 の認定あり • 屋外では車椅子を使用し，屋内では 4 点杖と車椅子を併用する．車椅子は介助により走行 • 右片麻痺により日常生活動作に利き手を使えず，脳梗塞発症前と同じようにはできないことが多い．食事は，自助具をうまく使用できず，一部介助が必要である．入浴は，浴室をリフォームし，福祉用具を使用して，見守りと一部介助のもと行っている．衣類の着脱と清拭にも一部介助が必要である．歯磨きは，セッティングすれば自力でできるが，うがいのしにくさがある • 起居動作は，電動ベッドとベッド柵を使用し自力でできている．起立動作，車椅子などへの移乗も，ほぼ自力でできるが，軽く引き上げる介助が必要な場合もある．トイレへは妻の介助により車椅子で移動し，座位で排泄できる．排泄時の衣類の着脱には一部介助が必要である • 軽度の注意障害があり，内服薬は妻が管理している．薬の袋を開けることにも介助が必要	• 日常生活動作のほぼすべてにおいて一部介助以上の介助が必要である．Barthel Index は 40 点程度 • 軽度の注意障害により服薬管理にも支障がある • 自宅は，病院での環境とは大きく異なり，看護，介護の専門職がつねにそばにいるわけではない．また，入院中のリハビリテーションで訓練してきた設備や道具をそのまま自宅に準備できているわけではない．一方で，慣れ親しんだ環境があり，家族がおり，A さんの意思が尊重される場である．そのことが，A さんの ADL の拡大に強みとしてはたらく可能性がある．現在は，障害をかかえた A さんが自宅での生活に適応していく時期であり，A さん，家族と相談しながら，A さんらしい生活をできるよう支援する必要がある
• 78 歳の男性 • 約 4 カ月の入院 • A さん「全部，妻に手伝ってもらわなくてはいけなくて，情けないです」「リハビリを頑張ろうと思います」「家の中ならもっと歩けるような気がしてきました．ト	• できるかぎり ADL，IADL を自立させたいという意思と，そのためのリハビリへの意欲があることは A さんの強みである．しかし，脳梗塞の後遺症に加え，加齢や長期の入院生活，身体活動の減少により筋力が低下している可能性もあり，A さんの意思・意欲と現在の身体状

アセスメント項目と A さんの情報	A さんのアセスメント
イレくらいは一人で行けるんじゃないかな」 ・妻「まさかこんなにいろいろなことができなくなっているとは思わなくて，びっくりしました」「一人で歩けると言っていますけど，転んだら大変ですよね．心配です」 ・トイレ内，浴室内には手すりを造設したが，車椅子移動を考えて居室，廊下には造設していない	況や運動能力が乖離している可能性もある．A さんが自身の現状をどのように理解しているかを確認するとともに，どのようにしたら「できる」のかという視点で，A さん，妻と相談し，環境を整えていくことも重要である ・妻は，A さんの ADL 能力が予想以上に低いことにショックを感じており，その思いに寄り添ったケアも必要である．日々の生活での適切な介助方法，介助するうえでできる工夫をともに考え，支援する必要がある．また，妻が，A さんの ADL 拡大，自立を支援するという視点で介助ができるようなはたらきかけも重要である

7. 認知機能・知覚

> **ワンポイント・アドバイス**
> 脳梗塞による影響と加齢による影響を考える．

・右片麻痺（右上下肢の運動障害，感覚障害）がある ・軽度の注意障害が残存している．ぼんやりしていることや，うっかりミスをすることが多くなった ・加齢性難聴がある．近視のため日常的に眼鏡を着用している．老視もあり，新聞などを読む際には老眼鏡を使用する	・高次機能障害は目に見えない障害で，以前と変わらないように見えるが，日常生活や他者とのかかわりのなかで支障が生じる可能性があり，妻を含めた家族の理解を支援していく必要がある ・感覚障害や注意障害により，受傷しやすく，受傷に気づきにくくなっている可能性がある．さらに，感覚障害は，室温や入浴時の湯温などの環境調整にも影響があると考えらえる．また，加齢による感覚機能の低下は，日々の生活での転倒など，安全へのリスクを高める

8. セクシュアリティ

> **ワンポイント・アドバイス**
> 排泄行動や入浴を含めた日常生活全般に介助が必要であり，羞恥心への配慮が必要である．

・78 歳の男性．妻は 72 歳 ・日常の介助はおもに妻が行っている ・入浴介助を目的に訪問介護を利用	・排泄をおもに妻が介助していることについて，男性としての羞恥心がある可能性がある ・異性が清潔ケアにかかわる可能性もあるため，羞恥心に配慮したかかわりが重要である

9. 情緒・精神

> **ワンポイント・アドバイス**
> 脳梗塞発症前の生活からの変化は，A さんの精神的側面にも大きな影響がある．

・A さん「やっぱり家はいいよ．全然違う．でも，全部，妻に手伝ってもらわなくてはいけなくて，情けないです」 ・妻「こんなに生活が変わってしまうなんて」	・自宅へ帰ってきた喜びがある一方，生活全般に妻の介助が必要である状況への精神的苦痛がある
・軽度の構音障害があり，早口でしゃべると聴き手が聴き取れないことがある．何度も聞き直すと，「もういいよ」と言って，黙ってしまうことがある	・注意障害，構音障害により，他者とのコミュニケーションに障害が生じる可能性があり，A さんの精神的苦痛へとつながる可能性がある

アセスメント項目と A さんの情報	A さんのアセスメント

10．家族

> **ワンポイント・アドバイス**
> 在宅療養では，家族を「介護資源」としてだけでなく，「ケアの対象」としてもとらえる．

• 妻の健康状態は良好である．A さんの脳梗塞発症により，現在はパートを休んでいる • 日常生活動作の介助は，おもに妻が担う．妻は A さんとしばらくは同室で就寝予定 • A さんは，在職中から家事を手伝い，定年後は家事を妻と分担していた • 妻「まさかこんなにいろいろなことができなくなっているとは思わなくて，びっくりしました.」「再発しないように薄味にも慣れてもらわないといけません」「一人で歩けると言っていますけど，転んだら大変ですよね．心配です」	• 現在，妻の健康状態は良好だが，妻も高齢者である．これまで A さんと分担していた家事を一人で担うことになり，さらに A さんの介護が加わるため，妻への身体的，精神的負担が大きい • A さんの障害が予想以上に日常生活へ影響していることによる妻の精神的苦痛，とまどいに寄り添う必要がある • A さんの介護により妻自身のやりたいことが制限され，ストレスにつながる可能性がある
• 長男夫婦は，緊急時にはすぐに駆けつけることができる．長男は退院にも付き添っていた • 長女夫婦は遠方に住んでいて，3 歳の孫を連れて半年に 1 度程度は帰省している • A さんは，たまに訪れる孫と遊んだり，妻と旅行したりしながら生活していた	• 家族関係は良好と考えられる．家族の存在が今後の A さんの療養生活の支えとなると考えられる • A さん夫婦で自立して生活する意思は強いが，退院時に長男が付き添ったことなどを考えると，必要時には長男・長女夫婦の支援を受けられると予想できる

11．社会との関係

> **ワンポイント・アドバイス**
> これまでの A さんの社会的役割が，障害によりどのように変化するかをとらえる．

• 65 歳まで公務員として勤務 • 地域の活動にも積極的で，週 1 回のグラウンドゴルフや年 1 回の地区の祭りに参加し，近所の仲間とほろ酔いで帰ってくることもあった • 歩いて数十秒の距離に両隣家があり，A さんと同年代の夫婦が暮らしている • A さん「妻と外出できるようになるでしょうか」	• 脳梗塞発症前まで，A さんは社会と積極的にかかわり，楽しみを見出していたと考えられる．現在は，日常生活全般に介助が必要で，自宅での生活に適応していく時期ではあるが，社会参加への A さんの思いを確認し，必要に応じて支援する必要がある • 妻との外出の意思は，A さんが今後，ADL を拡大していくための強みとなる

12．地域の生活環境

> **ワンポイント・アドバイス**
> 高齢の夫婦が療養生活を続けられる環境かどうかを確認する必要がある．

• 自宅は 2 階建ての一軒家．郊外の丘の上にあり，周囲には坂道が多い	• 現在は，食品や日用品の調達には困らないと考えられる

アセスメント項目と A さんの情報	A さんのアセスメント
• 買い物には，スーパーマーケット（車 10 分），コンビニ（徒歩 10 分）を利用している．週に 1 度，食品・日用品の宅配サービスを利用している • 訪問看護ステーション（車で約 10 分），通所リハビリ施設（車で約 15 分，送迎あり），訪問介護事業所（車で約 10 分） • 主治医はかかりつけ医（車で約 5 分） • 72 歳の妻は日常的に自動車を運転している • 歩いて数十秒の距離に両隣家があり，A さんと同年代の夫婦が暮らしている	• 利用している社会資源も比較的近距離にあり，緊急時の支援を受けやすいと考えられる • 自宅は郊外にあり，丘の上にあるため，周囲には坂も多く，移動には車を使用することが多い．妻も高齢であり，いつまで自動車の運転を継続できるかわからない．自家用車以外の公共交通機関の利便性などを考慮しておくべきである • 子ども以外に近くに住む親戚，近隣住民との関係性を把握し，周囲からの支援や見守りがあるかどうかも確認する必要がある

13. 社会資源の活用

> **ワンポイント・アドバイス**
>
> 長期的な社会資源の利用も考え，経済的な面もアセスメントする．

• 要介護 3．訪問看護（2 回/週），通所リハビリ（2 回/週），訪問介護（2 回/週，おもに入浴介助），福祉用具貸与（電動ベッド，車椅子，4 点杖）を利用している • ケアマネジャーは，訪問看護ステーションに所属している．主治医はかかりつけ医（車で約 5 分） • 夫婦あわせて 21 万円/月の年金を受給している．自宅のローンは完済している • 介護保険サービスの自己負担は 1 割，後期高齢者医療制度により医療給付の自己負担は 1 割である	• 日常生活全般に介助が必要であり，おもな介護者である妻の負担を軽減するため，また，脳梗塞の再発予防への支援のために，訪問看護，訪問介護を利用している • A さんの運動・身体機能の維持・向上のために，通所リハビリを導入している • ケアマネジャーが訪問看護ステーションに所属しているため，訪問看護師とケアマネジャーは連携しやすいと考えられる • 持ち家であり，受給している年金額も比較的多い．サービスや医療の自己負担は 1 割であるが，社会資源の利用は長期になると考えられ，今後の経済的負担への不安についても，A さんや家族が相談しやすいようかかわっていく必要がある

自立した暮らし

> **ワンポイント・アドバイス**
>
> 日常生活について，どのようにしたら「できる」のかという視点が重要である．

• A さんは現在，日常生活全般に介助が必要で，今後も，脳梗塞発症前と同じように生活することはできない．しかし，A さんと妻は，できるかぎりの自立を希望しており，ADL や IADL について，どのようにしたら「できる」のかを A さんや家族と相談し，支援していく必要がある
• A さんが自分自身で選択，決定して生活をする「精神的自立」を維持できるよう，A さんの意思を尊重したサポートが必要である
• 妻以外の家族も A さんと妻の希望を尊重しており，自立を支えるための支援は得られると考えられる
• 現段階では自立しく暮らせると考えられるが，療養生活が長期に及ぶにつれ，経済的負担が大きくなることや妻の年齢を考慮したかかわりが必要である

安全な暮らし

ワンポイント・アドバイス

A さんの ADL 拡大への意思と安全の確保をあわせて考慮する必要がある．

- 自宅での生活を続けていくには，脳梗塞の再発予防が大切であり，確実な服薬や，血圧に配慮した生活習慣（食事や排便コントロールなど），定期的な通院と受診が必要である．A さんの再発予防への意識や，妻の協力は強みとなる
- A さんの ADL 拡大（トイレ歩行など）への意思・意欲は，身体状況・環境の現状と乖離している可能性がある．現段階では転倒リスクが高く，妻も不安を感じている．しかし，A さんの歩行への意欲は排泄行動とも関連しており，尊厳にかかわる問題でもある．A さんと妻の安全への理解や意識を確認し，安全な移動方法を考えることが急務である
- 右片麻痺による感覚障害により，受傷しやすく，受傷に気づきにくい可能性や，温度調整に支障が出る可能性がある．脳梗塞発症前とは異なる安全への配慮について A さんと妻の理解を促し，意識づけしたうえで，安全な環境のもとで ADL の拡大をはかる必要がある
- 軽度の嚥下障害があることから，食事の際の安全（誤嚥，誤嚥性肺炎の予防）について，介助する妻の理解や意識を促し，妻の負担にも配慮して支援する必要がある
- 緊急連絡先は長男である．症状の悪化時，転倒時などに必要な対応を家族とともに確認する必要がある

その人らしい暮らし

ワンポイント・アドバイス

脳梗塞により障害された A さんらしい生活を再構築できるよう，A さんと家族を主体に相談していく．

- A さんは，これまで家族を大切にしながら，妻と協力して生活しており，自立した生活に価値を置いていると考えらえる．生活全般に介助が必要であることへの精神的苦痛や，今後の生活への不安を感じていると考えられる．ADL をできるかぎり拡大しながら家庭内役割へ再参加することなど，A さんらしい生活を再構築できるよう支援していく必要がある
- 家族や地域とのかかわりを大切にしてきた A さんにとって，注意障害や構音障害によりコミュニケーションに支障をきたすことがストレスとなる可能性がある．今後の社会活動への参加を A さんがどのように考えているかについても理解を深めていく必要がある
- 庭の手入れをできるようなる，妻と外出できるようになるという希望を達成することも目標に支援していく

今後の療養生活の方向性

- 脳梗塞の再発予防に向けた適切な服薬や食生活には，A さんだけでなく，妻の理解や協力が重要である
- A さん，妻ともに自立した暮らしへの希望があり，A さんは ADL の拡大に意欲的である．一方で，脳梗塞の後遺症は，A さんの安全へのリスクを高めている．安全に ADL を拡大できるよう，A さん，妻と相談しながら支援していく必要がある．とくに，A さんが希望しているトイレ歩行は，現時点では転倒リスクが高く，転倒を予防しながら A さんの意思を尊重する方法を考える必要がある
- 入院生活と自宅での生活には多くの違いがあり，後遺症をかかえた生活に，A さん，妻ともに不安や精神的苦痛があると考えられる
- 妻も高齢であることから，妻の介護負担やストレスへのケアも重要である

Ａさんの関連図

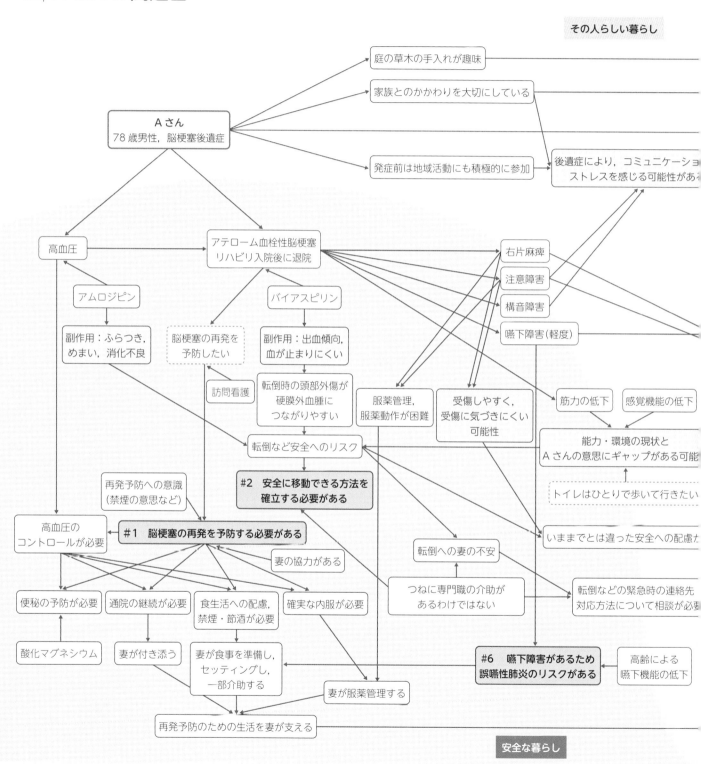

その人らしい暮らし

庭の草木の手入れが趣味

家族とのかかわりを大切にしている

Ａさん
78歳男性，脳梗塞後遺症

発症前は地域活動にも積極的に参加

後遺症により，コミュニケーショ
ストレスを感じる可能性があ

高血圧

アテローム血栓性脳梗塞
リハビリ入院後に退院

右片麻痺
注意障害
構音障害
嚥下障害（軽度）

アムロジピン

バイアスピリン

副作用：ふらつき，
めまい，消化不良

脳梗塞の再発を
予防したい

副作用：出血傾向，
血が止まりにくい

訪問看護

転倒時の頭部外傷が
硬膜外血腫に
つながりやすい

服薬管理，
服薬動作が困難

受傷しやすく，
受傷に気づきにくい
可能性

筋力の低下　　感覚機能の低下

能力・環境の現状と
Ａさんの意思にギャップがある可能

トイレはひとりで歩いて行きたい

転倒など安全へのリスク

#2　安全に移動できる方法を
確立する必要がある

再発予防への意識
（禁煙の意思など）

#1　脳梗塞の再発を予防する必要がある

妻の協力がある

転倒への妻の不安

いままでとは違った安全への配慮

高血圧の
コントロールが必要

つねに専門職の介助が
あるわけではない

転倒などの緊急時の連絡先
対応方法について相談が必

便秘の予防が必要　　通院の継続が必要

食生活への配慮，
禁煙・節酒が必要

確実な内服が必要

酸化マグネシウム

妻が付き添う

妻が食事を準備し，
セッティングし，
一部介助する

妻が服薬管理する

#6　嚥下障害があるため
誤嚥性肺炎のリスクがある

高齢による
嚥下機能の低下

再発予防のための生活を妻が支える

安全な暮らし

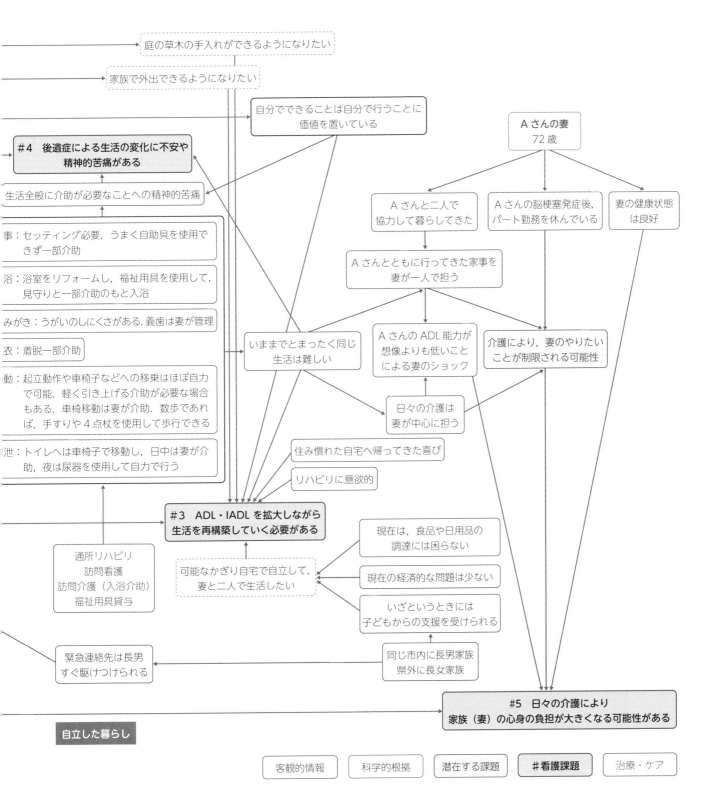

✓ A さんの看護課題の明確化・優先順位の決定・看護介入のポイント

#1　脳梗塞の再発を予防する必要がある

　A さんが今後も自宅で生活するには，脳梗塞の再発予防が最重要の課題であり，優先順位を 1 番目とした．

　抗血小板薬や降圧薬の確実な内服，適切な食生活や生活習慣による高血圧のコントロールが必要である．また，抗血小板薬の副作用である易出血性を，A さん自身が理解しておくことも大切である．

　A さんには禁煙の意思があるが，飲酒は希望している．食事も塩味の強いものを好む．そのような思いに寄り添いながら，療養生活の継続に向けて A さんが自己決定できるよう支援することは，A さんの精神的自立や A さんらしい生活につながる．

　あわせて，服薬や食生活の管理を担っている妻にも，再発予防への理解を促しつつ，A さんの介護で生じる負担に配慮した支援が必要である．

#2　安全に移動できる方法を確立する必要がある

　A さんの歩行への意思・意欲は，身体状況・環境の現状と乖離している可能性があり，現段階では転倒リスクが高い．しかし，自宅は A さんが主体となる生活の場であり，"歩く" ということは A さんらしさの表れでもある．また，歩行は排泄の自立につながるなど，A さんの尊厳にも密接に関係していることから，優先順位を 2 番目とした．

　A さんと妻の安全への理解を確認しながら，一つひとつの動作をどのように行えば安全であるかをともに考え，環境を整えていく必要がある．理学療法士，ケアマネジャー，福祉用具専門相談員などの多職種も交えて検討するとよい．万が一，転倒した場合の緊急対応についても決めておく必要がある．

#3　ADL・IADL を拡大しながら生活を再構築していく必要がある

　退院直後の A さんは，身体状況にあわせて自宅での生活を再構築する時期にある．

　A さんと妻の，できるかぎり二人で自立して生活したいという希望をかなえるには，後遺症によって障害されている A さんの ADL・IADL を拡大する必要がある．これまで自分でできることは自分ですることに価値を置いてきた A さんが，やりたいと願っていることは何かに目を向け，目標を引き出し，その達成に向けて支援することで，ADL・IADL の拡大につながる．A さんは週 2 回の通所リハビリに意欲的であるため，訪問看護でも自宅の生活のなかでできるリハビリを支援するとよい．ただし，A さんは転倒などの身体リスクが高いため，安全に配慮しながらの支援となる．

　妻は，A さんの ADL 低下にショックを受けている．その気持ちに寄り添いながら，A さんが "できる" 行動を増やせる介助方法を，A さんと妻とともに検討する．

#4　後遺症による生活の変化に不安や精神的苦痛がある

　自分でできることは自分ですることに価値を置いてきた A さんは，できないことが増えていることに精神的苦痛を生じており，また，今後の生活への不安も感じていると考えられる．さらに，構音障害や注意障害によって他者とのコミュニケーションに支障が生じ，ストレスを感じる可能性もある．

　#2 と #3 に対して，A さんがどのようにしたら "できるか" という視点から生活の再構築を支援するとともに，これまでと同じ生活を送れない A さんのつらさに寄り添う必要がある．また，妻に介護負担をかけることが A さんの精神的苦痛を増強する可能性もあるため，妻の負担が過度とならないよう配慮する必要がある．

#5　日々の介護により家族（妻）の心身の負担が大きくなる可能性がある

　A さんの介護は長期間続き，妻の負担は次第に大きくなる可能性が高い．また妻は，A さんが転倒する不安や，再発予防や嚥下状態に配慮した食事を準備する困難，A さんの ADL 低下へのショックを吐露しており，精神的苦痛があると考えられる．

　「できるかぎり夫婦で頑張って家で生活していきたい．子どもたちには迷惑をかけたくない」という妻の思いに寄り添いながらも，妻の負担が過度にならないよう，公的サービスや他の家族からの支援を適切に受けられるよう，サポートしていく必要がある．

#6 嚥下障害があるため誤嚥性肺炎のリスクがある

後遺症として軽度の嚥下障害が残存しており，今後，誤嚥および誤嚥性肺炎に注意が必要である．ただし，嚥下障害は軽度で，妻は食事について理解しており，A さんは通常はむせることなく食事できているため，現段階での優先順位は低いと考え，#6 とした．訪問看護の際にも，日々の食事の様子や体調から，誤嚥や誤嚥性肺炎の徴候を見逃さないようにする必要がある．

A さんの包括的目標

「脳梗塞の再発を予防しながら，自分でできることを増やしつつ，自宅にて，妻と二人で A さんらしい生活を続けていく」

A さんの看護計画

ここでは，#1 と #3 について看護計画を示す．

#1 脳梗塞の再発を予防する必要がある

目標
・確実に服薬できる（安全な暮らし）
・内服薬の副作用を観察できる（安全な暮らし，自立した暮らし）
・脳梗塞の再発兆候を説明できる（安全な暮らし，自立した暮らし）
・食生活や生活習慣の管理について，A さん自身が目標を立て，継続できる（自立した暮らし，その人らしい暮らし）

OP（observational plan；観察計画）

身体状態	・血圧，脈拍，呼吸数，体温 ・後遺症の程度：右片麻痺（右上下肢の運動障害，感覚障害），構音障害，嚥下障害，注意障害 ・脳梗塞の再発兆候の有無：手足のしびれ，視覚の変化（視野が狭くなる，ぼやけて見えるなど），構音障害の悪化（舌のもつれ感など），運動障害の悪化（全身に力が入らない，立ち上がれないなど），摂食嚥下機能の悪化，会話がかみ合わない，認知機能の低下，倦怠感など ・内服薬の副作用の症状：出血傾向，めまい，ふらつき，胃腸症状 ・脳梗塞のリスク因子：排便状況（便秘の有無），脱水の有無 ・体重
精神状態	・ストレス解消や気分転換ができているか
服薬状況	・A さんの，確実な服薬への理解，服薬への思い ・確実に服薬できているか，服薬のタイミングは A さんの生活にあっているか，服薬動作はどうか，誰が薬を管理しているか
生活状況	・A さんの，食生活や生活習慣の管理への理解，意欲，思い ・再発の兆候，血圧，体重などのセルフモニタリングはできそうか ・A さんの食事（タイミング，内容・量，栄養バランス，塩分）への妻の理解 ・脱水予防のための水分摂取状況（とくに発熱時や夏季は室温とともに注意を要する） ・喫煙や飲酒の状況，禁煙や節酒への A さんの意思 ・生活リズム（睡眠状況，活動状況），入浴の仕方（湯温，入浴時間），感染予防行動，確実な通院 ・居住環境（リビングとトイレの気温差が大きくなっていないかなど）
家族・介護状況	・妻の心身状態，生活状況，A さんとの関係性 ・再発予防に対する妻の理解，内服管理や食生活への配慮に対する妻の負担感 ・妻以外の家族のかかわり

TP（treatment plan；援助計画）

- 訪問時，全身状態を確認し，体調に変化がないか，A さんと妻とともに確認する
- 再発予防への意思，禁煙の意思をポジティブフィードバックし，禁煙を続けるための工夫について話し合う
- 生活の変化への A さんと妻の思いを傾聴する

EP（educational plan；教育計画）

[A さんに対して]
- セルフモニタリングのメリットを説明し，A さんが継続できる方法を話し合う．モニタリングの記録は支援者と共有する．麻痺のない非利き手でも記録できる方法を検討する（スマートフォンが使えれば，ヘルスチェックアプリなどを活用する）
- 脳梗塞の再発兆候（自覚症状）について説明し，症状が出現した場合は，すぐに主治医と訪問看護師に連絡するよう依頼する（緊急連絡先を目立つところに貼ることを提案する）
- 血圧高値が続いた場合には，主治医へ相談するよう説明する
- 服薬の重要性を再度確認し，毎回確実に内服するための工夫について話し合う
- 食生活や生活習慣への配慮の必要性を再度確認し，A さんと妻とともに自己管理の目標を設定する

[妻に対して]
- 脳梗塞の再発兆候（自覚症状・他覚症状）について説明し，症状が出現した場合は，すぐに主治医と訪問看護師に連絡するよう依頼する
- 内服管理の方法について，妻が間違いなく行えるような工夫を相談する（配薬ボックスの利用など）
- 高血圧をコントロールするための栄養管理方法を再度説明する．塩分を抑えながらおいしい食事を作る工夫を提案する
- 食事を準備する負担が大きい場合には，配食サービスを利用できることを説明する
- 妻自身の体調不良時には，訪問看護師，訪問介護員（ホームヘルパー），ケアマネジャーに相談するよう説明する

CP（collaboration plan；共同計画）

[医師との連携]
- 血圧高値が続いた場合には，主治医へ報告し，対応を検討する
- 脳梗塞の再発兆候があった場合には，すぐに主治医へ報告し，指示を受ける
- A さんの希望である飲酒について，どれくらいの量であれば摂取してよいか，主治医と相談する

[妻や他の支援者との連携]
- 通所リハビリ中や訪問介護中に，いつもと異なる症状が出現した場合は，訪問看護師に連絡するよう依頼する
- 血圧の変動が大きくならないための環境調整（居室と浴室や脱衣所の温度差など）について，妻と訪問介護員で共通認識をもつ
- ケアマネジャーは訪問看護師と同じ事務所に所属しているため，適宜，A さんと妻の様子について情報共有する

[妻以外の家族との連携]
- 緊急連絡先を共有し，A さんや妻の異変に気づいた際には，訪問看護師またはケアマネジャーに連絡してもらうよう依頼する
- 妻の負担が増大している場合には，A さんと妻と相談のうえ，妻以外の家族へ情報提供する

[評価の視点]

　脳梗塞の再発予防を取り入れながら生活を再構築する時期である．A さんと妻の再発予防への理解や意識を確認しながら，確実な服薬，食生活，生活習慣の管理について継続可能な方法を考え，それを実践できているかどうかが評価の視点である．

#3　ADL・IADL を拡大しながら生活を再構築していく必要がある

目標　・転倒や受傷なく安全に生活できる環境を調整できる（安全な生活）
　　　　・一人でできる動作を増やせる（自立した生活）
　　　　・リハビリへの意欲を維持し，継続できる（自立した生活，その人らしい生活）
　　　　・A さんと妻が，生活に楽しみを取り入れられる（その人らしい生活）

OP（observational plan；観察計画）

身体機能・構造	・右上下肢（麻痺側）：麻痺の程度（自動運動の状況，筋力，握力など），関節可動域，感覚麻痺の状況，拘縮の有無，痙性の有無 ・左上下肢（健側）：筋力，握力，関節可動域，拘縮の有無，左手の巧緻性 ・座位・立位・歩行時の姿勢，安定性 ・摂食嚥下機能，構音機能，注意障害の程度，体力，疲れやすさ，受傷や打撲痕の有無
活動・参加状況	・生活機能の変化に対する認識 ・身体を動かすことへの思い（恐怖感，焦り，苛立ちなどはないか），A さんが行いたい動作，活動 ・ADL の状況と必要な介助の程度：起居動作，車椅子移乗，歩行，整容，入浴，食事，トイレ動作，着脱衣，排泄コントロール　※している ADL（実行状況）とできる ADL（能力）を確認する．昼間と夜での ADL の変化を確認する ・IADL の状況と必要な介助の程度　※脳梗塞発症前まで行っていた家事などへの参加状況 ・利き手の交換（利き手である右側が麻痺しているため）が効果的にできているか ・1 日の過ごし方（A さんの望む過ごし方，現在の過ごし方），活動量と休息のバランス ・庭の手入れや外出，社会参加への A さんの思い，意欲
リハビリテーション	・リハビリへの A さんの思い，意欲 ・通所リハビリの内容，自宅でのリハビリの頻度や内容
環境	・室内の環境：家の間取り，動線，手すりの設置状況，トイレや浴室の広さ，段差の有無，床の滑りやすさ，家具や生活物品の配置，部屋の明るさなど ・室外の環境：段差の有無，手すりの有無，乗車までの通路，家の周囲の安全性など ・A さんの使用する家具（椅子，テーブル，食器，ベッドなど）の使い勝手 ・福祉用具，自助具の使用状況
家族・介護状況	・A さんと家族のコミュニケーション（実際のやりとりの内容や会話のトーン） ・A さんの生活機能の変化に対する妻の認識，思い ・A さんの介護に対する妻の思い，妻の介護技術，心身状態，妻の生活状況 ・妻以外の家族，訪問介護員の，A さんの生活機能に対する認識 ・妻以外の家族の，介護へ参加する意思，支援状況
社会資源	・社会資源の利用状況，利用中の社会資源への A さんと妻の思い，満足度
経済状況	・収入状況，経済的余裕の有無，A さんと妻の経済状況についての考え，今後への不安の有無

TP（treatment plan；援助計画）

・安全に生活できていることや，リハビリへの意欲に対してポジティブフィードバックする
・ADL が少しでも向上したら，A さんと妻にポジティブフィードバックする
・リハビリテーション：麻痺側（関節可動域訓練，マッサージなど），健側（座位・立ち上がり・歩行訓練，ADL 訓練など）
・生活全般に介助が必要であることについて，A さんの思いを傾聴する
・A さんを介護する妻をねぎらう

EP（educational plan；教育計画）

[（おもに）Aさんに対して]
- 右上下肢（麻痺側）を保護した動作が必要であることを注意喚起する
- 転倒や受傷の危険がある場合にはAさんと妻に伝え，また，Aさんの活動動線にあわせた手すりの配置，家具の配置，生活用品の配置をともに考える
- 生活にかかわる動作と活動を，どのようにしたらAさん自身でできるか検討する（動作の工夫，物品配置の工夫，自助具の使用など）
	……（例）食事時の工夫
		・食器が滑らないマットを敷く．
		・食べやすい食器の形状・配置を考える．
		・食べやすい大きさに切れるよう，使いやすいハサミを使用する．
		・左手でも持ちやすい形状のスプーンやフォークを使用する．
		・姿勢を保ちやすいよう，ひじ掛け付きの椅子を使用する
- 通所リハビリがない日にも，自宅でできるリハビリをともに考える．健側だけでなく，麻痺側の自主リハビリについて伝える
- 生活（ADLや活動）に関するAさんの目標を，Aさんと妻とともに考える
- Aさんができそうな家事（洗濯物たたみなど），現時点でできる趣味や気分転換をともに考える
- 疲労によりADLが障害されることがあるため，十分な休息も必要であることを伝える

[妻に対して]
- 介助しすぎることなく，Aさんが「どうすればできるか」という視点でかかわる必要性を伝える
- 妻自身の生活も大切にできるよう，妻がやりたいことをできるスケジュールを工夫する
- 介護の負担が大きい場合には，訪問看護師，訪問介護員，ケアマネジャーに相談するよう依頼する
- 妻自身の体調不良時には，訪問看護師，訪問介護員に相談するよう説明する

CP（collaboration plan；共同計画）

[妻や他の支援者との連携]
- 現在のAさんのADLの状況において，どんなことに介助が必要か，どのようにしたらできるかを情報共有する
- Aさん自身の生活における目標を共有する
- 安全な生活環境づくりや，ADL拡大につながる福祉用具について，ケアマネジャーや福祉用具専門相談員に相談する
- 通所リハビリ施設のスタッフと，Aさんのリハビリの内容や状況を情報共有する
- 受傷時や転倒時には，訪問看護師に連絡するよう依頼する．また，主治医に報告し，受診の必要性などの指示を受ける

[妻以外の家族との連携]
- 妻の介護負担の状況を，適宜，情報共有する
- 受傷時や転倒時場合には，家族へ連絡し，支援の必要性について話し合う

```
[評価の視点]
　障害にあわせた安全な生活環境をつくれているか，リハビリにより生活機能の低下の予防をめざすだけでなく，環境や動作の工夫によりAさん自身でできることが増えているか，Aさんと妻の生活に楽しみがあり，Aさんらしい暮らしを送れているかが，評価の視点である．
```

🎁 A さんの事例の意味

　この事例は，脳梗塞により障害をかかえた A さんが，生活の変化を余儀なくされても A さんらしい生活を送っていくための方法を模索する事例でした．「障害をかかえていてもその人らしく暮らすこと」を実現するための考え方として ICF（国際生活機能分類）があります（下図）．ICF の考え方には，障害というマイナスを「生活機能」というプラスのなかに位置づけ，障害のある人のもつプラスの側面をとらえて伸ばすこと，マイナスを減らすことの重要性が含まれています．

　A さんには「心身機能・構造」の低下として右片麻痺がありましたが，「活動」レベルでは，リハビリや環境の工夫（環境因子）や本人の意欲（個人因子）により，自身でできることが増えていきました．また，A さんができる家事など，「参加」にも目を向けて支援することで，A さんらしさを支えることにもなりました．

　ICF モデルによって，その人の“生きること”全体をとらえることで，その人らしい生活を送るために，その人に関連するどの要素にどのようにアプローチできるかが見えてきます．たとえ，障害自体をなくせない場合でも，「もしも○○があれば△△ができる」という視点から支援を考えることができます．

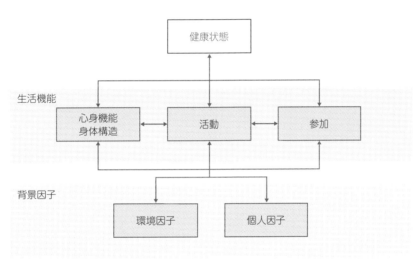

図　ICF（国際生活機能分類）

事例 2　友人の支援を得て一人暮らしを続けるがん終末期のBさん

👩 Bさんの紹介

　Bさんは76歳の女性．2年前に胃がん（IV期）と診断され，手術はせずに化学療法と放射線療法を受けていた．今年に入り徐々に食事が摂れなくなり，入院した．しかし，点滴を実施する程度の対症療法のみであり，Bさんは「入院していても医療費がかかるだけだ」と言い，退院を希望した．主治医から予後は1カ月から2カ月とBさんに話されている．クリニックの在宅医と訪問看護ステーションの訪問看護師の支援（医療保険）を受け，自宅で療養生活することとなった．退院前には，病院の医師，病棟の看護師，地域連携室の看護師，在宅主治医，訪問看護師，姪，友人，民生委員でカンファレンスを行った．

　退院した直後は伝い歩きができていたが，退院後2週間で下肢浮腫が悪化し，食事も摂れず，自力での立位もとれなくなった．入院中に介護保険を申請し，要介護4と判定された．

服薬内容

　オキシコンチン® 1日2回（20 mg/日），経口モルヒネレスキュー5 mg/回（1日8回まで）の服薬は自己管理できている．便秘時グリセリン浣腸60 mL，摘便の指示があり，訪問看護師が実施している

看護師訪問時のバイタルサイン

　体温37.0℃，脈拍95回/分（整脈），呼吸数18回/分（副雑音なし），SpO_2 96%，血圧98/70 mmHg，腹痛は自制内，経口モルヒネレスキューは1日1～2回使用

📋 Bさんの情報

[身体状況]

　腹水貯留による腹部膨満があり，食欲なし．下肢浮腫と倦怠感があり，歩行は困難．腹痛があるが，麻薬を服用しており自制内．自力での立位は困難であるが，ベッド上で腰を上げることはできる．介護ベッドを使用している．尿意はあるが，ほとんど一人で過ごしているため紙パンツに排尿し，ベッド上で紙パンツを自分で交換している．排便は4～5日に1回程度．訪問看護師が腹部マッサージ，浣腸，摘便を実施している．起きているときにはつねにテレビがついている．「とくに見たい番組があるわけではないが，テレビがついていないと寂しい」と話す．小柄で痩せ型であり，仙骨部に骨の突出がみられる．下肢浮腫は著明である．食事は友人が毎日朝夕に届けてくれるスープを少量摂っているのみ．総義歯である．会話はでき，難聴，視力障害はない．入浴はできないため，訪問看護の際に，全身清拭，手浴足浴，洗髪，口腔ケアなどの保清に関するケアをしている．

[家族構成・家族状況]

　独居．30代で離婚し，一人娘は25歳で死亡．結婚生活中は専業主婦であった．車で30分程度の近隣市町村に住む義理の姉家族との交流があるが，他の親戚との交流はない．姪（交流がある義理の姉の長女）が紹介してくれた牧師との交流を心の支えにしている．離婚後はアパートで一人暮らしであるが，パート先で知り合った友人と仲がよく，元気な頃は4人で温泉に行ったり，食事をしたりしていた．病気になってからも友人が交代で訪問し，スープを届けてくれている．友人は掃除や洗濯もしてくれ，午前中に訪問した友人が洗濯物を干し，午後に訪問した友人が取

り込み畳むなど，協力して実施してくれる．近所付き合いはあまりないが，すぐ近くに元看護師の民生委員が住んでおり，在宅療養を開始してからは，何かと世話をしてくれるようになった．民生委員がアパートの鍵を管理しており，朝 8 時頃に鍵を開け，21 時に閉めて，朝のゴミ出しも民生委員がしている．

[経済状況]

国民年金を受給している（約 6 万円/月）．多少の貯蓄がある．

[保険・社会福祉]

要介護 4 と判定されている．

[趣味・活動]

離婚後はパートで働いていた．定年後はパート先で知り合った友人たちと食事や温泉に行くことが楽しみだった．

[生活状況]

1 日中ベッド上で過ごしている．現在，医療保険による訪問看護を利用しているが，退院時よりも ADL が低下したため，他のサービス導入が必要になった．深夜 1 時頃にウトウトしはじめるが眠りは浅く，朝は 5 時頃に目が覚める．寝つきが悪いが睡眠薬は服用していない．一人の時間や昼間にウトウトすることがある．

自宅は賃貸アパートの 1 階．田畑の残るのどかな場所に住んでいる．

[利用サービス]

医療保険による訪問看護を週に 3 回利用している（月・水・金，10〜11 時）．医師の訪問診療は 2 週に 1 回（木）．訪問看護ステーションもクリニックも A さん宅から車で 15 分程度である．訪問看護ステーションの看護師は全員女性である．介護保険で介護ベッドとウレタンフォームのマットレスをレンタルしている．

B さんは ADL が低下してきたため，ケアマネジャーが担当者会議を開いた．B さん，姪，主治医，訪問看護師，民生委員，友人 2 名，ケアマネジャーで利用するサービスについて相談し，1 週間の支援計画を立てた．

[B さんの希望]

このまま自宅で最期まで生活できるか迷いがある．友人や姪に負担をかけたくないが，自宅で療養していると迷惑

1 週間の支援計画

*隔週

	月	火	水	木	金	土	日
8 時	訪問看護ステーションに電話をかける（安否確認）/民生委員が玄関の鍵を開ける						
9 時	友人がスープを届ける						
10 時	訪問看護	訪問入浴介護	訪問看護		訪問看護	訪問入浴介護	
11 時							
12 時							
13 時							
14 時				訪問診療*			
15 時							
16 時							
17 時	友人がスープを届ける						
18 時							
19 時							
20 時	訪問介護（身体介護 20 分未満）						
21 時	民生委員が玄関の鍵を閉める						
22 時	訪問看護ステーションに電話をかける（安否確認）						

がかかるのではないかという気持ちがある．しかし，経済的余裕もないため，入院費が払えないと困るとも思っている．「最期が近いとは思うので貯金を下ろしておかなければ」と話している．また，死ぬことについては「娘も両親もすでに死んでいるし，やっとまた会えると思うと怖くはない」と話す．姪は「入院してもいいし，ここで最期まで暮らしてもいいし，自分の好きなようにすればいい．お金のことは心配しなくてもいい」と話してくれる．

🔍 B さんのアセスメントの展開

アセスメント項目と B さんの情報	B さんのアセスメント

1. 健康問題

> **ワンポイント・アドバイス**
>
> 胃がんの終末期であることをふまえて，バイタルサイン，症状をアセスメントする．

アセスメント項目と B さんの情報	B さんのアセスメント
・B さんは 76 歳の女性．2 年前に胃がん（Ⅳ期）と診断され，化学療法と放射線療法を受けた．今年に入り徐々に食事が摂れなくなり，入院して点滴治療を受けた．しかし，「入院していても医療費がかかるだけだ」と言って退院を希望し，在宅での療養生活が開始となる ・腹水貯留による腹部膨満があり，食欲なし ・下肢浮腫と倦怠感がある ・内服薬は，オキシコンチン® 1 日 2 回（20 mg/日），経口モルヒネレスキュー 5 mg/回（1 日 8 回まで） ・腹痛があるが，麻薬を服用しており自制内．経口モルヒネレスキューは 1 日 1〜2 回使用	・胃がんの終末期であることから，がん性腹膜炎が腹水の原因と考えられ，改善は見込めない ・消化吸収機能の低下も食欲の減退につながっている．下肢浮腫と倦怠感によりベッド上で過ごしているため，筋力の改善は見込めない ・腹水には血管から溢れ出たたんぱく成分が多く含まれる．検査結果はないが，食事摂取量が少ないことからも B さんは低たんぱく血症であり，下肢浮腫の増強につながっていると考えられる ・腹痛には麻薬を使用しコントロールできている ・レスキューの使用も 1 日 1 回から 2 回であり，適切な使用量であると考えられる
・体温 37.0℃，脈拍 95 回/分（整脈），呼吸数 18 回/分（複雑音なし），SpO_2 96%，血圧 98/70 mmHg ・尿意はあるが，紙パンツに排尿し，ベッド上で紙パンツを自分で交換している	・加齢変化により皮下組織の循環が不良となり，皮膚の熱伝導が小さくなるために，一般に体温が低くなることを考慮すると，体温 37℃は微熱と考えられる ・がんの終末期であることから，外因性発熱物質が血管内に入り，血液中の白血球などに作用し，内因性発熱物質を生成し，視床下部の体温調節中枢を刺激したことで体温が上昇していると考えられる．また，抵抗力が低下しているため，何らかに感染したとも考えられる ・臥床での排尿では腹圧をうまくかけられず残尿となりやすいことから，尿路感染に注意する必要がある
・離婚後は独居で，義理の姉家族との交流がある．友人が交代で訪問し，スープを届けてくれている．近所付き合いはあまりないが，民生委員がアパートの鍵を管理しており，朝 8 時頃に鍵を開け，21 時に閉めている．この民生委員は元看護師である ・安否確認として朝晩に訪問看護ステーションの緊急携帯番号に電話をする．緊急時にも訪問看護ステーションへ連絡する体制をとっている	・独居ではあるが，朝晩の訪問看護ステーションへの電話連絡，民生委員による 8 時，21 時の鍵開閉の訪問，日中の友人の訪問などがあり，安否確認の体制は整っている．緊急時の連絡体制もとれている

アセスメント項目と B さんの情報	B さんのアセスメント

2. 価値・意思決定

ワンポイント・アドバイス

価値・意思決定には，これまでの B さんの生き方，周囲の人びととの関係性が影響している．また，独居であるため，どんなことも自分で決定している．

・30 代で離婚するまでは専業主婦．一人娘は 25 歳で死亡している．義理の姉家族との交流があるが，他の親戚との交流はない．姪（交流がある義理の姉の長女）が紹介してくれた牧師との交流を心の支えにしている	・離婚や娘の死など，過酷な生活歴を経験している．離婚後も義姉家族とは良好な関係を続けている
・一人暮らしであるが，パート先で知り合った友人とは仲がよく，4 人で温泉や食事を楽しんでいた．病気になってからも友人が交代で訪問し，スープを届けてくれている．近所付き合いはあまりないが，すぐ近くに民生委員が住んでおり，何かと世話をしてくれるようになった	・パート先で親しくなった友人は，毎日交代で訪問してくれ，療養生活を精神的に支えてくれている．このような人間関係から，B さんは周囲の人びとと良好な関係を築けていたことがうかがえる
・起きているときにはつねにテレビがついている．「とくに見たい番組があるわけではないが，テレビがついていないと寂しい」と話す	・身体の不自由や腹痛の増強を予測しながらベッド上で過ごすことへの心細さがうかがえるが，死を恐れて気持ちが不安定になっている様子はみられない
・手術はせずに化学療法と放射線療法を受けていた ・食事が摂れなくなり入院したが，対症療法のみで「入院していても医療費がかかるだけだ」と退院を希望した ・主治医から予後は 1 カ月から 2 カ月と話されている ・独居．30 代で離婚，一人娘は 25 歳で死亡している ・姪が紹介してくれた牧師との交流を心の支えにしている ・このまま自宅で最期まで生活できるか迷いがある ・友人や姪に負担をかけたくないが，自宅での療養生活は迷惑がかかるのではないかという気持ちがある ・経済的余裕がないため，入院費が払えないと困る ・両親も娘も亡くなっているので，死は怖くないと話す	・離婚後は一人で生活しており，治療の選択も今回の療養生活の開始も自分で選んでいる．離婚後，自分のことは自分で決めてきた人生であったと思われる．予後についても医師から本人に話されており，最期を迎える気持ちの準備をしてきていると思われる

3. 食事・栄養

ワンポイント・アドバイス

食欲低下は病気の進行が影響しており，改善は困難である．現在の身体状況で食事はどうあったらよいか考える．

・腹水貯留による腹部膨満があり，食欲なし ・小柄で痩せ型であり，仙骨部に骨の突出がみられる．下肢浮腫は著明 ・食事は友人が毎日朝夕に届けてくれるスープを少量摂っているのみ．総義歯 ・自力で立位はとれず，1 日中ベッド上で過ごしている	・食事摂取がほぼできず，腹水貯留が著明であることから，低栄養，低たんぱく血症となっている．また，痩せて骨突出がみられ，下肢浮腫により皮膚が脆弱になっていることから，褥瘡や外傷など皮膚の損傷を起こしやすい ・腹部膨満に加え，胃がんの終末期であり消化吸収機能が低下していることからも，食欲がないと思われる ・友人が届けてくれる少量のスープのみを摂取している．上肢は自由で，飲む行為はできている ・今後，栄養状態がますます悪化すると考えられる

アセスメント項目と B さんの情報	B さんのアセスメント

4. 排泄・清潔

> **ワンポイント・アドバイス**
> ベッド上での生活になり，排泄の仕方が衛生的ではないことによる課題を考える.

アセスメント項目と B さんの情報	B さんのアセスメント
・尿意はあるが，紙パンツに排尿し，ベッド上で紙パンツを自分で交換している	・臥床での排尿は，腹圧をうまくかけられず，残尿の可能性がある. 尿意と残尿感の有無を観察する必要がある
・排便は 4〜5 日に 1 回程度. 訪問看護師が腹部マッサージ，浣腸，摘便を実施している	・食事量が少なく便が貯まらないこと，ベッド上の生活であること，筋力の低下により弛緩性の便秘となりやすいこと，臥床では腹圧をうまくかけられないこと，麻薬による副作用があることが，便秘の原因として考えられる
・入浴はできないため，訪問看護時に，全身清拭，手浴足浴，洗髪，口腔ケアなどの保清に関するケアをしている ・訪問入浴介護が火曜日と土曜日に，訪問介護（身体介護 20 分）が毎日 20 時に入ることとなる	・自力での立位が困難なため，保清への支援が必要である. 現在は訪問看護師が保清をしているが，今後は週 2 回の訪問入浴介護が予定されており，清潔保持が可能である. 紙パンツに排尿しているため陰部の清潔保持は必須であり，訪問看護の際も継続する必要がある

5. 睡眠

> **ワンポイント・アドバイス**
> 高齢者の睡眠の特徴と，ベッド上で生活していることをふまえてアセスメントする.

アセスメント項目と B さんの情報	B さんのアセスメント
・深夜 1 時頃にウトウトしはじめるが眠りは浅く，朝は 5 時頃に目が覚める. 寝つきが悪いが睡眠薬は服用していない ・1 日中ベッド上で過ごしている. 一人の時間や昼間にウトウトすることがある	・高齢のため，深い睡眠が減少し，浅い睡眠と中途覚醒が増加することに加え，1 日中ベッド上で過ごしていることから，昼夜逆転の傾向にある ・現在は睡眠薬を服用していないが，今後は必要になる可能性がある

6. 運動・身体活動

> **ワンポイント・アドバイス**
> 症状が悪化するにつれて ADL はさらに低下し，褥瘡発生の可能性が高まることに着目する.

アセスメント項目と B さんの情報	B さんのアセスメント
・自力での立位は困難であるが，ベッド上で腰を上げることはできる. ベッド上で紙パンツを自分で交換している ・小柄で痩せ型であり，仙骨部に骨の突出がみられる	・腰上げは自力ででき，痛みもわかるが，1 日中ベッド上で過ごしているため，とくに仙骨部に圧力が加わることによる血流障害が褥瘡の発生につながる可能性はある. 高齢により皮膚が薄いこと，紙パンツの使用で皮膚が湿潤していること，栄養状態が悪いと思われることから，褥瘡発生のリスクが高く，予防が必須である ・下肢浮腫と倦怠感が強く立位もとれないが，麻痺があるわけではなく，上肢でできることは自分で行っている ・病状がさらに進むことにより，倦怠感が増強する可能性は高く，身体活動が低下することをふまえて生活を支援する必要がある

アセスメント項目と B さんの情報	B さんのアセスメント

7. 認知機能・知覚

> **ワンポイント・アドバイス**
> 終末期にあるなかで病状が進み，麻薬の増量，鎮痛薬の使用開始によって意識レベルが低下し，会話が困難になることが考えられる．

アセスメント項目と B さんの情報	B さんのアセスメント
・会話はでき，聴覚障害，視力障害はない	・認知機能・知覚に問題はない

8. セクシュアリティ

> **ワンポイント・アドバイス**
> とくに清潔ケアでは羞恥心への配慮を考える．

アセスメント項目と B さんの情報	B さんのアセスメント
・76 歳の女性．全身清拭などの清潔のケアは女性の訪問看護師が行っている ・B さんと支援者で利用するサービスを相談し，訪問入浴介護のサービスを導入する予定である	・現在は女性の訪問看護師のみが清潔のケアに携わっているが，訪問入浴介護サービスでは男性の支援者も入ると考えられる．裸になること，陰部をケアしてもらうことなどへの羞恥心に配慮する必要がより高くなる

9. 情緒・精神

> **ワンポイント・アドバイス**
> 情緒・精神には生活歴で培われたその人らしさが影響している．

アセスメント項目と B さんの情報	B さんのアセスメント
・このまま自宅で最期まで生活できるか迷いがある ・友人や姪に負担をかけたくないが，自宅で療養していると迷惑がかかるのではないかという気持ちがある．しかし，経済的余裕もないため，入院費の心配がある ・「最期が近いとは思うので貯金を下ろしておかなければ」と話している ・死ぬことについては「娘も両親もすでに死んでいるし，やっとまた会えると思うと怖くはない」と話す ・起きているときにはつねにテレビがついている．「とくに見たい番組があるわけではないが，テレビがついていないと寂しい」と話す ・姪が紹介してくれた牧師との交流を心の支えにしている	・死が近づいているが，療養場所を自分で決めたこと，死について話したことから，牧師との交流が精神的安定に影響していると思われる ・テレビがついていないと寂しいという言葉から，心細さを感じていることがうかがえるが，死を恐れて気持ちが不安定になっている様子はみられない．離婚や娘の死など，過酷な生活歴を経験したことによる影響が大きいと思われる

10. 家族

> **ワンポイント・アドバイス**
> 独居であるため，家族に代わる支援者などを含めて考える．

アセスメント項目と B さんの情報	B さんのアセスメント
・独居．義理の姉家族との交流があるが，他の親族との交流はない ・姪は「入院してもいいし，ここで最期まで暮らしてもいいし，自分の好きなようにすればいい．お金のことは心配しなくてもいい」と話してくれる ・友人，民生委員，医師，訪問看護師などが支援している	・独居で同居家族はいないが，姉家族がキーパーソンになっている ・姪は経済的に支援することも考えてくれており，B さんの安心につながっていると考えられる ・独居であるがゆえに，友人，民生委員，公的な支援者が連携して支援しやすい状況であるとも考えられる

アセスメント項目とBさんの情報	Bさんのアセスメント

11. 社会との関係

ワンポイント・アドバイス
Bさんが友人に対して果たしている役割もあることをとらえる.

- 親族との交流は義理の姉家族のみである. 義理の姉家族は車で30分程度の近隣市町村に住んでいる
- 姪が紹介してくれた牧師との交流を心の支えにしている
- 離婚後はアパートで一人暮らしであるが, パート先で知り合った友人とはとても仲がよく, 元気な頃は4人で温泉に行ったり, 食事をしたりしていた. 病気になってからも友人が交代で訪問し, スープを届けてくれている. 友人は掃除や洗濯もしてくれる

- 近所付き合いはあまりないが, すぐ近くに民生委員が住んでおり, 何かと世話をしてくれるようになった. 民生委員がアパートの鍵の管理と朝のゴミ出しをしている

- 交流がある親族は義理の姉家族のみではあるが, 心の支えとなる牧師を紹介してくれており, 親身に支えてくれていることがうかがえる
- 病状が進み, 外出などの生活の楽しみはなくなったが, 元気な頃からの親しい友人が毎日交代で訪問してくれ, 心の支えになっていると思われる
- 友人とはこれまでの関係が良好だったことがうかがえ, 友人にとっても, Bさんを支援することが貴重な経験になっていると考えられる

- 療養生活をきっかけに近隣の民生委員とのかかわりもでき, 鍵の管理やゴミ出しなど身近な支援者となってくれている

12. 地域の生活環境

ワンポイント・アドバイス
独居であるため, 緊急時の対応を確認しておくことが重要である.

- 自宅は賃貸アパートの1階. 田畑の残るのどかな場所に住んでいる
- 訪問診療のクリニック, 訪問看護ステーションは, 車で15分程度のところにある
- 近所付き合いはあまりないが, すぐ近くに民生委員が住んでおり, 何かと世話をしてくれるようになった. 民生委員がアパートの鍵の管理と朝のゴミ出しをしている
- 親しい友人が交代で訪問しスープを届けてくれる. 友人は掃除や洗濯もしてくれる

- スーパーなどの生活資源については情報がないが, 田畑の残るのどかな地域に居住しており, 療養生活を送る環境に適している
- クリニックも訪問看護ステーションも比較的近く, 緊急時にも円滑に対応できると思われる
- 療養生活を開始してからではあるが, 民生委員と友人が生活をていねいに支援してくれる. Bさんの人柄もあるだろうが, 居住地域は田畑の残るのどかな場所であり, 住民の互助も活発な地域なのだと思われる

13. 社会資源の活用

ワンポイント・アドバイス
社会資源を活用するには, 経済力をアセスメントすることも重要である.

- 訪問看護：週に3回（月・水・金, 10〜11時）
- 訪問診療：2週に1回（木）
- 訪問入浴介護：週に2回（火・土）
- 訪問介護：毎日（20時　20分未満）
- 福祉用具貸与：介護ベッドと褥瘡予防マットレス
- 国民年金（約6万円/月）, 多少の貯蓄がある
- 姪は「お金のことは心配しなくてもいい」と話してくれる

- これまでは訪問看護と訪問診療がおもな支援であったが, 残り少ない日々を安全かつ安楽に過ごせるよう, 訪問介護, 訪問入浴介護のサービスが導入される
- 独居で年金額も少ないため余裕のあるサービス導入は難しいが, 多少の貯蓄はあり, 姪は経済的に支援することも考えてくれている

自立した暮らし

> **ワンポイント・アドバイス**
>
> 独居で家族がいないがゆえに，友人，民生委員などのインフォーマルな支援者は支援しやすく，暮らしを支えてくれている．

- 麻痺はないものの，病状が進みベッド上の生活となっているため，生活を維持するための多くの活動を，訪問看護師，友人，民生委員などが支援している
- 独居で家族がいないため生活の維持が困難ではあるが，少ない支援者が協力しながら役割を分担している
- 徐々に ADL が低下しているが，必要な支援を適切な支援者に依頼できており，身体的にも精神的にも自立できている
- 年金額は少なく，多少の貯蓄はあるということだが，パート勤務だったため，それほど多くはないと思われる
- 要介護 4 の判定．30,938 単位の支給限度基準額であり，訪問入浴介護と訪問介護を追加しても限度額の範囲でサービスを受けることができる．がんの終末期であるため，訪問看護は医療保険が優先される．医療費，介護保険費用などに必要な金額を考えると，経済的に余裕があるわけではない
- 経済的に余裕はないが，最期までにかかる金額を考慮し生活を調整しており，経済的に自立している
- 現在は内服で服薬管理できているが，症状が進むことで経口困難になる可能性が高い．投薬方法の検討が必要になるだろう

安全な暮らし

> **ワンポイント・アドバイス**
>
> 独居であるため，緊急時の対応，自宅の鍵の管理など，安全な生活への支援が必要である．

- 独居であり，つねに見守ってくれる者がいない．そのため，緊急時の対応，定期的な安否確認が重要であるが，訪問看護師などのフォーマルな支援者と，民生委員，友人などのインフォーマルな支援者により，安否確認の体制は整っている
- アパートの 1 階で一人暮らしをしている．日中は玄関の鍵が開いていて不用心ではあるが，多くの支援者が出入りしているため，8 時に鍵を開けて 21 時に閉めてもらう現在のパターンが，B さんの生活に適していると考えられる
- ベッド上の生活であり，移動による転倒の可能性はない

その人らしい暮らし

> **ワンポイント・アドバイス**
>
> アパートで一人暮らしではあるが，離婚後は，そのように何事も自分で決め，周囲の人びとと良い関係を築きながら生活してきている．現在の療養生活は B さんらしいと考えられる．

- 離婚後は一人暮らしで，親族との交流は少ないものの，パートで知り合った友人とは長く親しい関係を築いており，療養生活となってからも友人が家族の代わりのように支援してくれている．今回の在宅療養生活を開始するにあたり，あまり付き合いがなかった民生委員も支援してくれるようになった．このようなことから，かかわる人びとと良好な関係を築くことができる人柄が推察される．そのため，独居であっても，支援者の支援を受けながら生活できていると思われる
- 退院の判断も自分でしており，また，がんの終末期であり，死が身近に迫っているにもかかわらず，言動は冷静である．離婚，一人娘の死など過酷な経験をしてきたことが，B さんを精神的に強くしてきたように感じられる．牧師との交流も支えになって，死が迫っているにもかかわらず冷静でいられるのだと思われるが，B さんらしさでもある

今後の療養生活の方向性

- 生活全般に援助が必要であるが，フォーマル，インフォーマルな支援を受けて，独居の療養生活を継続できる
- 現在は疼痛をコントロールできているが，今後は疼痛や全身倦怠感の増強，呼吸困難などが考えられる
- 経済的な余裕はないが，好意的な支援者に囲まれ，これからも療養生活を継続できるであろう．しかし，病状が進行し，症状のコントロールが難しくなった場合は，B さんの希望や気持ちの変化を察知して入院したほうが本人にとっても安全かつ安楽で，支援者の混乱も避けられる

Bさんの関連図

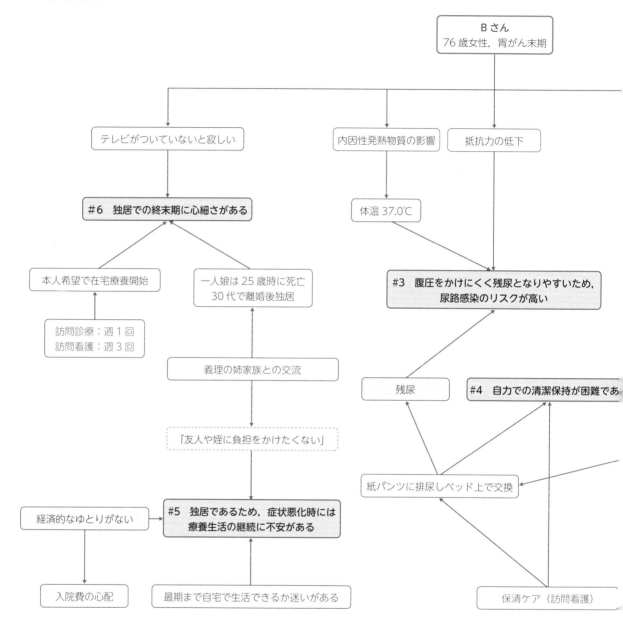

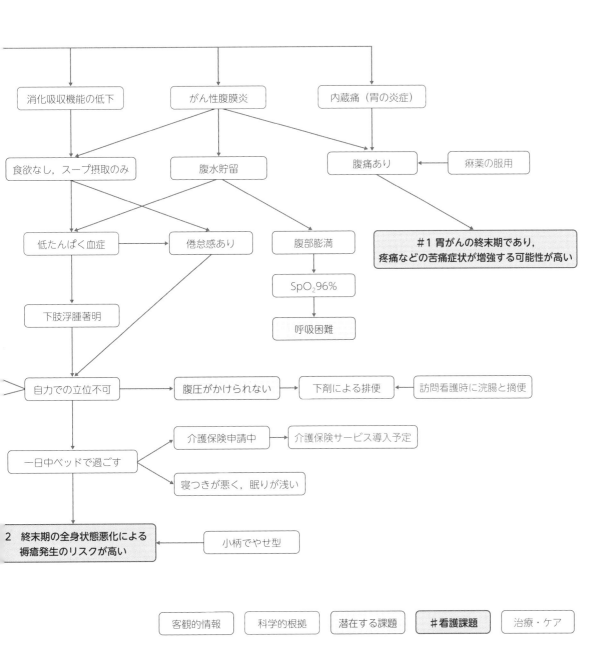

✅ B さんの看護課題の明確化・優先順位の決定・看護介入のポイント

#1　胃がんの終末期であり，疼痛などの苦痛症状が増強する可能性が高い

麻薬で疼痛コントロールしており，レスキューの使用回数から，薬の量は適切である．しかし，病状が進むにつれて疼痛が増強すると考えられるため，疼痛の訴え，レスキューの使用状況を観察し，医師に適宜報告する必要がある．

腹痛以外の苦痛症状は強く訴えてはいないが，腹水貯留により横隔膜が挙上されることで呼吸困難感が生じやすい．頭側挙上気味にすると横隔膜が下がり呼吸がしやすくなるため，今後は体位の工夫も必要になると考えられる．

低酸素血症が進む場合は酸素療法が有効である．医師が在宅酸素療法を導入した場合は，呼吸状態を観察するとともに，酸素濃縮器の取り扱いを B さんのみではなく支援者にも指導し，すべての支援者が同じ方法で管理できるようにする．

倦怠感の増強も考えられる．終末期の倦怠感にはステロイド投与が有効である．医師がステロイド投与を開始した場合は，せん妄や不眠，易感染性などの副作用に注意する．臨死期に近づくにつれて症状が強くなり，ステロイドを使用していても身の置き所のない倦怠感が 24 時間続くようになる．この倦怠感は，耐えがたい疼痛を訴えるレベルと同等だと考えてよいほど苦痛の程度が強い．緩和する方法がない場合，医師は持続鎮静を選択することが多い．苦痛の増強には治療の効果を期待するが，安全で効果的な治療を実施するには，詳細な観察と安楽への看護援助が欠かせない．

また，在宅では訪問介護員（ホームヘルパー）やインフォーマルな支援者もかかわっているため，他の支援者にも必要な観察項目や緊急時の連絡方法を伝えておく必要がある．持続鎮静をすることで意思疎通が難しくなるため，本人の意向は症状変化時に適宜確認しておく．つまり，医師と連携しアドバンス・ケア・プランニング（ACP）をていねいに行う．

現在は疼痛をコントロールできているが，今後は疼痛が増強する可能性や，他の症状が悪化する可能性が高い．その場合，安定した療養生活の継続が困難になるため，優先順位を 1 位とした．

#2　終末期の全身状態悪化による褥瘡発生のリスクが高い

胃がんの終末期であり，低循環，低酸素血症，多臓器不全による皮膚血流不全に伴って皮膚が脆弱化しやすく，褥瘡が発生する可能性が高い．さらに，高齢であること，痩せていて骨の突出があること，栄養状態が悪いこと，ベッド上の生活であることなども発生リスクを高めている．終末期の褥瘡は回復が難しいため，予防によって発生を回避することが重要である．

現在，褥瘡はみられていないが，全身状態から考えて発生する可能性が高いため，優先順位を 2 位とした．

#3　腹圧をかけにくく残尿となりやすいため，尿路感染のリスクが高い

胃がんの終末期であり，全身状態の消耗が著しく，感染への抵抗力は低い．筋力が低下しているうえに，ベッド上での排尿体位では腹圧がかけにくいため，残尿となりやすく，尿路感染のリスクが高い．バイタルサイン，排尿回数，残尿感などの確認が必要である．排尿した紙パンツを B さん自身が交換しているが，B さんに重量測定を依頼して尿量を確認することまでは難しい．

#1，#2 に比べ，感染による苦痛は大きくなく，発生する可能性も低いと考え，優先順位を 3 位とした．

#4　自力での清潔保持が困難である

ベッド上で生活していて自力での清潔保持は困難だが，上肢は動かせるため，顔を拭くなど B さん自身でできることはやってもらうようにする．現在は訪問看護による支援のみだが，介護保険サービスによる訪問入浴介護や訪問介護員の支援が入るため，清潔保持への支援を支援者間で分担できる．とくに訪問入浴介護が始まるため，これまでの清潔ケアの内容を調整する必要がある．紙パンツを使用しているため，毎日 1 回は陰部洗浄を行いたい．そして，ケアの際には皮膚を観察する．

倦怠感が強い B さんは，支援のもとでの清潔ケアでさえも負担になることがあるため，本人の意向を確認しながらケアの内容を調整する．清潔保持に課題はあるが，困難な内容には支援を受けているため，優先順位は高くはないと考え 4 位とした．

#5　独居であるため，症状悪化時には療養生活の継続に不安がある

フォーマルな支援者とインフォーマルな支援者が連携して在宅療養生活を支援しているため，B さんも含めて支援者全員が同じ方向性で支援できるよう調整する．また，他の支援者への配慮が大切で，友人，民生委員，姪，ケアマネジャー，訪問介護員には，予測される B さんの状態変化を説明し，連絡体制を整えておく．

療養生活の継続に対して B さんに迷いはあるが，症状悪化時には在宅医療により適切に対処できれば，療養生活を継続できる可能性は高いと考えられるため，優先順位は高くはないと考え 5 位とした．

#6 独居での終末期に心細さがある

　　冷静な B さんではあるが，時折つぶやく気持ちは傾聴し，誠実な態度で寄り添う．それぞれの支援者が B さんの話し相手となれるよう，訪問時に声をかけるようにする．独居での終末期の寂しさや心細さは，家族に囲まれて過ごす終末期より大きいと思われる．しかし，B さんの気持ちのなかで対処できているようであり，優先順位は高くないと考え 6 位とした．

B さんの包括的目標

「最期まで自宅で安定した療養生活を送ることができる」

B さんの看護計画

　　ここでは，#1 と #5 について看護計画を示す．

#1 胃がんの終末期であり，疼痛などの苦痛症状が増強する可能性が高い

目標　・苦痛症状が緩和され，症状悪化時には早めに対処される

OP（observational plan；観察計画）

全身状態	・循環状態：血圧，脈拍，チアノーゼの有無，下肢浮腫 ・呼吸状態：呼吸数，SpO_2，異常呼吸の有無（下顎呼吸，チェーンストークス呼吸，死前喘鳴），呼吸困難感 ・体温 ・腹部膨満感 ・倦怠感
疼痛	・疼痛の状況（疼痛の箇所や強さなど） ・オキシコンチンを確実に内服できているかを確認する ・モルヒネレスキューの使用頻度
生活	・夜間睡眠状況 ・意識状態 ・B さんの意向を適宜確認する

TP（treatment plan；援助計画）

・オキシコンチンには日付と時刻を記載し，配薬ボックスに入れておく
・モルヒネレスキューには 1 包ずつ 1 から番号を振り，内服した回数がわかるようにする
・訪問時，B さんにモルヒネレスキューの使用回数を聞き，残薬と合っているか確認する
・モルヒネレスキューは手が届くベッドサイドに，白湯を入れた水筒と一緒に準備しておく
・モルヒネレスキューの内服時刻を記録するメモ帳をペンと一緒にベッドサイドに準備し，使用時に記入できるようにしておく
・呼吸困難が増強した場合は，ベッド頭側を挙上し様子をみる
・下肢浮腫に対してリンパマッサージを行う
・安楽な体位を工夫する（B さんに確認しながら，クッションを利用し体位を整える）
・温罨法の実施（腹部，腰背部など，気持ちのよい箇所を確認し，温罨法を行う）
・足浴の実施

EP（educational plan；教育計画）

・モルヒネレスキューは，番号の 1 から順番に内服し，メモ帳に日時を記録するよう説明する

・モルヒネレスキューの使用頻度が増えた場合は，早めに訪問看護師か医師に相談するよう説明する
・症状が増強した場合は，訪問看護師に連絡してもらうよう伝えておく

CP （collaboration plan；共同計画）

[医師との連携]
・モルヒネレスキューの使用頻度が増えた場合（1 日 8 回以上）は，医師に報告し，処方の見直しを検討する
・経口摂取が困難になってきた場合は，医師に報告し，鎮痛薬の投与方法の見直しを検討する
・倦怠感などの症状が増強した場合は，医師に報告し，治療を検討する
・呼吸困難感が増強した場合は，医師に報告し，治療を検討する

[他の支援者との連携]
・B さんに現れている症状について説明し，観察を依頼する
・症状の訴えが気になる場合は，訪問看護師に連絡してもらうよう依頼する
・支援者訪問時に，B さんがモルヒネレスキューを内服する場合は，内服を介助し，メモ帳への記録を確認するよう依頼する
・B さんがモルヒネレスキュー内服を記録できない場合は，居合わせた支援者が記録するよう依頼する
・症状に変化があり支援の調整が必要な場合は，ケアマネジャーに連絡する

[友人との連携]
・9 時のオキシコンチン® 内服の支援（白湯の準備と服薬の確認）は友人に依頼する
・訪問時に表情や言動で気になったことは，連絡してもらうよう依頼する
・温罨法と足浴の方法を説明し，B さんの希望に応じて実施するよう依頼する
・下肢浮腫に対するリンパマッサージの方法を説明し，B さんの希望に応じて実施するよう依頼する

[民生委員との連携]
・21 時のオキシコンチン® 内服の支援（白湯の準備と服薬の確認）は民生委員に依頼する

※必要時には，B さんと支援者（医師，訪問看護師，友人，民生委員，牧師さんなど）間でカンファレンスを開催し，支援を見直す

```
[評価の視点]
```
　胃がんの終末期であり，疼痛の増強，呼吸困難，倦怠感などの苦痛症状が出現する．それらの症状に適宜対応し，B さんが安楽な療養生活を継続できることが評価の視点である．

#5　独居であるため，症状悪化時には療養生活の継続に不安がある

目標　・連携した支援により安心して療養生活を送ることができる

OP （observational plan；観察計画）

全身状態	・循環状態：血圧，脈拍，チアノーゼの有無，下肢浮腫 ・呼吸状態：呼吸数，SpO$_2$，異常呼吸の有無（下顎呼吸，チェーンストークス呼吸，死前喘鳴），呼吸困難感 ・体温 ・腹部膨満感 ・倦怠感

疼痛	・疼痛の状況（疼痛の箇所，疼痛の強さなど） ・オキシコンチンを確実に内服できているかの確認 ・モルヒネレスキューの使用頻度
生活	・夜間睡眠状況 ・意識状態 ・B さんの意向を適宜確認する
表情言動	・訪問時の表情や言動

TP（treatment plan；援助計画）

・訪問時には，療養生活で気になっていることを表現できるよう声をかける
・病気や治療で気になることは医師に相談するよう話す

EP（educational plan；教育計画）

・予測される症状の変化について説明しておく
・症状が変化した場合は，訪問看護師に連絡してもらうよう伝えておく

CP（collaboration plan；共同計画）

・訪問介護員，訪問入浴介護のスタッフ，友人，姪，民生委員には，B さんに現れている症状について説明し，観察を依頼する
・表情や言動などで気になることがある場合は，情報共有できるよう連絡を依頼する
※必要時には，B さんと支援者（医師，訪問看護師，友人，民生委員など）間でカンファレンスを開催し，支援を見直す

[評価の視点]
　胃がんの終末期であり，さまざまな苦痛症状が出現するため，独居での療養生活では不安が大きい．症状によっては入院したほうが安心できる場合もあり，必ずしも療養生活を継続しなければならないわけではない．B さんの選択を尊重しつつ，安全安楽な療養生活であることが評価の視点である．

🎁 B さんの事例の意味

　B さんは，独居の胃がん終末期という，自宅での療養生活の継続はたいへん難しいと思われる状況でした．しかし，家族がいないがゆえに，自分のことは自分で決めることができましたし，独居だからこそ，友人や民生委員などのインフォーマルな支援者が家に入りやすく，支援がしやすかったといえます．B さんがこれからどうしたいか，B さんを中心にフォーマルな支援者とインフォーマルな支援者が連携できました．
　B さんの血圧が測れなくなり臨死期となった日は，それぞれの支援者がいつもより長い時間付き添い，訪問看護師も他の家への訪問の帰りに B さん宅に寄らずにはいられませんでした．22 時頃に息を引き取りましたが，その時間でも友人と民生委員が一緒にいてくれました．訪問看護師，姪家族，友人でエンゼルケアを行い，B さんを偲んでベッドサイドでしばらく話をしました．かかわった人に，お世話をすることの意味を考えさせてくれました．

サービスを利用して在宅療養を継続しているCさん夫婦

Cさんの紹介

　Cさんは93歳男性．要介護3の88歳の妻と二人暮らしをしており，自身も要介護2の認定を受けている．

　慢性心不全，心房細動，高血圧，慢性閉塞性肺疾患がある．在宅酸素療法を実施しており，現在は3L/分である（日中は鼻カニューレ装着，夜間睡眠時はNIPネーザル®装着）．酸素吸入をしていれば呼吸器症状はないが，鼻カニューレを外しているとSpO_2は80％台に低下し，息切れ，肩呼吸，口唇チアノーゼが出現することがある．日中に鼻カニューレを外し，口唇チアノーゼが出現していても自覚症状がなく，鼻カニューレを外したまま過ごしていることが，訪問看護師および訪問介護員（ホームヘルパー）の訪問時に何度か確認されている．

　心不全の増悪と緩解を自宅で繰り返している．時々，本人から訪問看護師に連絡があり，緊急時には訪問している．増悪時には，頻脈となり，喘鳴が聴取でき，顔面と下半身の浮腫が顕著となり，四肢のチアノーゼがみられる．病院には行きたくないという意思が強く，救急車を呼ぶことはない．病院で在宅酸素療法について指導されているため，鼻カニューレ，NIPネーザル®の管理はCさん自身でできている．

　現在は禁煙しているが，20歳から60歳まで喫煙していた．

——服薬内容

　サムスカOD錠7.5mg：朝1錠，スピロノラクトン25mg：朝1錠，アゾセミド60mg：朝2錠，メインテート錠2.5mg：朝1錠，イグザレルト錠15mg：朝1錠，トラゾドン塩酸塩25mg：眠前1錠を内服している．薬は自己管理している．

——看護師訪問時のバイタルサイン・観察内容

　体温36.3℃，脈拍90回/分（不整），呼吸数18回/分，両肺に副雑音なし，両肺下葉の呼吸音減弱，$SpO_2$96%（酸素3L/分），血圧130/88mmHg，チアノーゼなし，呼吸症状なし，下腿浮腫なし，体重56.5kg，皮膚乾燥軽度あり，自覚症状の訴えなし．

Cさんの情報

[日常生活]

　日常生活動作は在宅酸素療法をしながら自立しているが，連続した動作は，労作時呼吸困難が出現してできないことがある．休み休みでなければ歩行できず，自宅の2階はあまり使用していない．

　排尿は1日に10回程度で，夜間にも1～2回ある．排便は2～3日に1回程度である．睡眠は，排尿のために中途覚醒することがあり，たまに息苦しさで起きることもある．また，妻の排尿介助で夜間に起きることがある．

　入浴は2日に1回で，シャワーで済ませることが多い．外出は，1週間に1回の移動販売車で買い物すること以外にほとんどない．家事はすべてCさんが行っている．食事の準備には電磁調理器を使用している．食事は1日3食で，米や野菜が中心の食事である．レトルト食品，インスタント食品，冷凍食品なども活用しているものの，1食の品数は少ない．洗濯と掃除は，訪問介護がある日に援助を受けながら行っている．妻の介護もしており，妻のおむ

つ交換，更衣，移動動作の一部を介助している．妻がデイリービスに行っている間に昼寝をしている．

[C さんの妻]

　88 歳，アルツハイマー型認知症があり，要介護 3 の認定を受けている．

　85 歳頃から認知機能の低下が著しくなったことから病院を受診し，アルツハイマー型認知症と診断された．現在は，その場の受け答えはできるが，調子が悪い箇所は明確に伝えることができない．日中は，C さんの介助で起きて移動し，1 日中椅子に座って過ごしている．家事はできず，C さんがすべての家事を行っている．食事は自分で摂取できるが，テレビがついている，声をかけるなど，注意が逸れると食事に集中できなくなる．尿意と便意はあり，C さんに一部を支えられながら歩行し，トイレに行くことができる．腹圧性尿失禁があるためリハビリパンツを使用しており，更衣には介助が必要である．入浴は 1 週間に 3 回，デイサービスで入っている．

──C さんの妻の服薬内容

　イクセロン® パッチ 18 mg：1 日 1 回交換，マイスリー 5 mg：眠前 1 錠，C さんが薬の管理をしている．

──看護師訪問時のバイタルサインズ

　体温 35.7℃，脈拍 72 回/分（整），呼吸数 16 回/分，両肺に副雑音なし，SpO$_2$ 97%，血圧 122/78 mmHg．訪問看護師を覚えていないため，看護師は毎回自己紹介している．

[家族構成・家族状況]

　夫婦二人暮らし．子どもは 2 人いるが，遠方に居住している．C さんは「子どもたちにはそれぞれの生活がある」と話し，子どもたちは介護を手伝うことはない．近所に親戚が数軒あり，行き来している．

[趣味・活動]

　とくになし．元気な頃は畑で野菜などを育て自給自足していた．

[経済状況]

　厚生年金が約 16 万円/月で，多少の貯蓄がある．

[保険・社会福祉]

　C さんと妻ともに介護保険サービスを利用している．C さんは障害者手帳（呼吸器障害）3 級で，要介護 2 の認定を受けている．妻は要介護 3 の認定を受けている．

[夫婦の利用サービス]

　夫婦二人とも同じクリニック（訪問診療医）と訪問看護ステーションからの支援を受けている．クリニックも訪問看護ステーションも車で 30 分程度の場所にある．

　医師の訪問診療：夫婦に対して 2 週間に 1 回

　訪問看護：1 週間に 3 回（月・水・金）．C さんに月・金曜日，妻に水曜日に訪問する計画であるが，訪問時は両者の健康状態を確認し，援助している．C さんは，自分の病気のことや妻の病気のことに不安があると，訪問看護師に何でも相談できている．緊急時訪問看護加算を算定している．

　訪問介護：妻に対して 1 週間に 3 回（火・木・土）．身体介護 1 回 1 時間で，妻のおむつ交換と更衣を援助し，デイサービスのお迎えに間に合うように支度する．時間があれば部屋の掃除や洗濯などの生活援助も行う．

　デイサービス：妻はデイサービスを 1 週間に 3 回（火・木・土）利用しており，入浴してくる．

[生活状況]

　C さんは，居住地域の郵便局の職員として，定年退職するまで働いてきた．そのため，地域のことには詳しく，地域の人たちとのつながりもある．現在は，支援を受けながら夫婦二人でなんとか生活している．C さんが妻の介護と家事を行う．居住地域は山の麓の田畑が広がる集落で，近所の付き合いがある．歩いて行ける範囲に買い物ができるスーパーはなく，1 週間に 1 回の移動販売車を利用している．自宅は 2 階建ての一軒家．家の中は物が多く，散らかっていると感じるが，二人は気にならないようである．訪問介護で掃除もするが，物の位置が変わると怒るた

め，掃除できる範囲は限られている.

　近所の人がしばしば訪問して，二人を気にかけてくれている.

[C さんの希望]

　認知症の妻の介護はたいへんだが，病院や施設には入らず，このまま自宅で最期まで夫婦二人で生活したい.

　今度の県議会議員選挙に二人で行きたい. 投票所は自宅から 100 m ほど離れた緩やかな坂道を上った先の小学校の体育館なので，そこまで行けるようにしてほしい.

🔍 C さんのアセスメントの展開

アセスメント項目と C さんの情報	C さんのアセスメント
1. 健康問題	

> **ワンポイント・アドバイス**
>
> 慢性心不全の増悪因子を軽減し，病状悪化を早期発見，早期対応できる体制を整え，C さんができるだけ安全安楽に生活できるようにする.

アセスメント項目と C さんの情報	C さんのアセスメント
・慢性心不全，心房細動，高血圧，慢性閉塞性肺疾患がある ・在宅酸素療法 3 L/分（日中は鼻カニューレ装着，夜間睡眠時は NIP ネーザル® 装着） ・内服薬は自己管理している ・体温 36.3℃，脈拍 90 回/分（不整），呼吸数 18 回/分，両肺に副雑音なし，両肺下葉の呼吸音減弱，SpO_2 96%（酸素 3 L/分），血圧 130/88 mmHg，チアノーゼなし，下腿浮腫なし，自覚症状の訴えなし ・60 歳まで喫煙していた	・高血圧が長く続いていたことと，加齢などによる心房細動により，心負荷がかかり続け，慢性心不全となったと考えられる. また，長期的な喫煙による気管支と肺胞の機能低下により，慢性閉塞性肺疾患となったと考えられる ・慢性心不全に加えて，慢性閉塞性肺疾患があることにより，肺での換気と血液循環が効果的にできず，低酸素状態になりやすい状況である ・現在は，在宅酸素療法と服薬を管理できていることから，心不全増悪の徴候がなく，在宅療養を継続できている
・在宅酸素療法は病院で指導を受け，鼻カニューレ，NIP ネーザル® の管理は C さん自身でできている. 日中に鼻カニューレを外し，口唇チアノーゼが出現していても自覚症状がなく，鼻カニューレを外したまま過ごしていることがある	・酸素投与ができていない時がある. 低酸素状態は心負荷を増大させ，心不全増悪につながるため，酸素投与を継続できる支援が必要である
・日常生活動作は在宅酸素療法をしながらでも自立しているが，連続した動作は，労作時呼吸困難が出現してできないことがある. 休み休みでなければ歩行できない	・活動時に増大した酸素消費量に対応するための呼吸器，循環器の機能が低下していて，連続した動作時に呼吸困難が生じている. 活動時には心拍数や血圧の変動があり，心負荷も増大する ・現在，生活に必要な活動（日常生活動作，家事，介護）はなんとかできているが，現在よりも負担が大きな活動をすることは難しい. 負担が大きな活動を無理に行うと，心不全増悪につながる可能性がある

アセスメント項目と C さんの情報	C さんのアセスメント
・サムスカ OD 錠 7.5 mg：朝 1 錠，スピロノラクトン 25 mg：朝 1 錠，アゾセミド 60 mg：朝 2 錠，メインテート錠 2.5 mg：朝 1 錠，イグザレルト錠 15 mg：朝 1 錠，トラゾドン塩酸塩 25 mg：眠前 1 錠 ・内服薬は自己管理している	・心不全の症状コントロールに内服治療は重要である．C さんは内服薬を自己管理できているが，高齢であるため飲み忘れる可能性もある．飲み忘れが続くと心不全増悪につながり，現在の生活を継続できなくなる可能性がある
・心不全の増悪と緩解を自宅で繰り返している．増悪時には，頻脈となり，喘鳴が聴取でき，顔面と下半身の浮腫が顕著となり，四肢のチアノーゼがみられる ・医師の訪問診療：2 週間に 1 回 ・訪問看護：1 週間に 3 回（月・水・金）．C さんに月・金，妻に水に訪問．緊急時訪問看護加算算定 ・訪問介護：妻に 1 週間に 3 回（火・木・土）．身体介護 1 回 1 時間 ・時々，本人から訪問看護師に連絡があり，緊急時には訪問している ・病院には行きたくないという意思が強く，救急車を呼ぶことはない ・夫婦二人暮らし．子どもは 2 人いるが，遠方に居住していて，介護に介入することはない．近所に親戚が数軒あり行き来している	・心不全増悪を起こしやすい状態であるが，訪問看護などによるサービスを利用することで，増悪因子の軽減と症状のコントロールができており，現在の生活を継続できていると考える ・心不全増悪時にも救急車を呼ぶことはなく，子どもの支援も期待できないため，緊急時訪問の体制を整えることに加えて，病状悪化の徴候を早期にとらえることも重要となる．日曜日以外は訪問サービスが入るため，訪問看護師と訪問介護員が連携して C さんの状態を観察し，病状悪化の徴候がみられたときには，素早く対応できる体制を検討しておくことが必要である．また，病状悪化の早い段階で C さん本人から訪問看護師に連絡できるよう，信頼関係を維持していくことも重要である

2．価値・意思決定

> **ワンポイント・アドバイス**
>
> これまでの生活背景から現在の C さんの意思をアセスメントし，意思を強みとしていかせるようにする．

・居住地域は山の麓の田畑が広がる集落で，元気な頃は畑で野菜などを育て自給自足していた ・妻がアルツハイマー型認知症となってからは，妻の介護，家事を行っている ・認知症の妻の介護はたいへんだが，病院や施設には入りらず，このまま自宅で最期まで夫婦二人で生活したい	・C さんと妻は，利便性がよいとはいえない環境で一緒に過ごしてきた．生活を継続するために，互いに協力してさまざまな課題・困難を克服してきたと推察される．そのため，C さんは妻と最期まで一緒にいたいという思いを抱き，自身の疾患を管理して，認知症となった妻の介護や家事を積極的に行っていると考える．そして，現在の生活を継続できていることが喜びや生きがいになっていると思われる．この C さんの思いをふまえて支援することが，病状管理をうまく継続することにつながると考える
・県議会議員選挙に二人で行きたい．投票所は緩やかな坂道を上った先の小学校の体育館なので，そこまで行けるようにしてほしい ・居住地域の郵便局の職員として，定年退職するまで働いてきた．そのため，地域のことには詳しく，地域の人たちとのつながりもある	・戦争を経験し，戦後を生きてきた世代であることから，政治に対する関心が高いと考えられる．高齢者にとって選挙は社会参加の機会であり，意見表明の機会である ・県議会議員選挙は国政選挙と異なり，より地域への影響が大きい．元郵便局職員であり，地域をよく知り，つながりも深いことから，よい候補者を選ぶことで地域に貢献したいという気持ちがあると考える

アセスメント項目と C さんの情報	C さんのアセスメント

3. 食事・栄養

> **ワンポイント・アドバイス**
>
> C さんの病態や内服薬から，食事内容や栄養状態だけでなく，水分摂取についてもアセスメントする.

・歩いて行ける範囲に買い物できるスーパーはなく，1 週間に 1 回の移動販売車を利用している．家事はすべて C さんが行っている．食事は 1 日 3 食とっており，米や野菜が中心であるが，レトルト食品や冷凍食品も活用している	・C さんが買い物から食事の準備まで行っている．1 週間に 1 回しか買い物できないが，保存できる物などを活用しながら，夫婦二人分の食事を準備し摂取できている．もともと野菜などを自給自足していたことから，脂肪分の多い食生活ではなかったと推察されるが，現在はレトルト食品などを活用していることから，塩分の摂取量が多くなる可能性が考えられる
・下腿浮腫なし，皮膚乾燥軽度あり ・サムスカ OD 錠 7.5 mg：朝 1 錠，スピロノラクトン 25 mg：朝 1 錠，アゾセミド 60 mg：朝 2 錠	・高齢者は加齢による感覚機能低下により口渇を感じにくく，水分摂取量が少ない傾向がある．C さんは複数の利尿薬を内服しているため，脱水になる可能性がある ・水分の過剰摂取は心負荷を増大させるが，サムスカ OD 錠の利尿効果は比較的強いため，脱水による高ナトリウム血症に注意が必要であり，基本的に水分制限をすることはない．水分出納バランスに注意しながら，適切な水分摂取方法を検討する必要がある

4. 排泄・清潔

> **ワンポイント・アドバイス**
>
> 利尿薬が排泄に与える影響，生活環境，高齢者の特徴を考慮してアセスメントする．また，C さんに適している清潔維持の方法を病態，ADL，生活環境からアセスメントする.

・排尿は 1 日に 10 回程度で，夜間にも 1〜2 回ある ・サムスカ OD 錠 7.5 mg：朝 1 錠，スピロノラクトン 25 mg：朝 1 錠，アゾセミド 60 mg：朝 2 錠	・複数の利尿薬を内服していることから，頻尿になっていると考えられる．加齢に伴う自律神経機能低下により，膀胱に十分な尿が溜まる前に尿意を感じている可能性がある．また，診断はされていないが，年齢的に前立腺肥大によって頻尿になっている可能性もある
・日常生活動作は在宅酸素療法をしながらでも自立しているが，連続した動作は，労作時呼吸困難が出現してできないことがある．歩行は休み休みでなければできない ・家の中は物が多く，散らかっている	・排尿動作は自立しているが，在宅酸素療法をしていること，素早く歩行できないこと，家が散らかっていることから，トイレまでの移動に時間がかかると考えられる．機能性尿失禁を起こす可能性も考えられるため，トイレまで歩行移動しやすい環境を整える必要がある
・排便は 2〜3 日に 1 回程度である ・サムスカ OD 錠 7.5 mg：朝 1 錠，スピロノラクトン 25 mg：朝 1 錠，アゾセミド 60 mg：朝 2 錠	・便秘ではないと考えられる．しかし，複数の利尿薬を内服していることから脱水傾向になりやすく，腸からの水分再吸収が亢進し，便が硬くなり，便秘となる可能性がある．また，心不全によるうっ血がある場合，腸管浮腫が起こり，腸管機能が低下することもある ・硬い便の排泄時には，いきむ力で血圧が上昇し心負荷がかかり心不全増悪につながるため，便秘予防が必要である

アセスメント項目と C さんの情報	C さんのアセスメント
・入浴は 2 日に 1 回で，シャワーで済ませることが多い ・在宅酸素療法を実施している ・連続した動作は労作時呼吸困難が出現してできない	・高齢者は皮脂が少なく，C さんは在宅酸素療法もしているため，C さんにとって 2 日に 1 回のシャワー浴は適切と考える．症状悪化時は，自分で清潔維持ができない可能性があり，清潔援助が必要となる

5. 睡眠

> **ワンポイント・アドバイス**
>
> C さんの病態と内服薬が睡眠に影響することを考慮してアセスメントする.

・排尿のために中途覚醒することがあり，たまに息苦しさで起きることもある．夜間の排尿は 1〜2 回である ・妻の排尿介助で夜間に起きることがある ・夜間睡眠時は NIP ネーザル® 装着 ・C さんは，すべての家事と妻の介護を担っている．外出は，1 週間に 1 回の移動販売車で買い物すること以外にほとんどない ・サムスカ OD 錠 7.5 mg：朝 1 錠，スピロノラクトン 25 mg：朝 1 錠，アゾセミド 60 mg：朝 2 錠，トラゾドン塩酸塩：25 mg 眠前 1 錠 ・妻がデイサービスに行っている間に昼寝をしている	・睡眠時の息苦しさは，臥床時に心臓に戻る血液量が増加し，心負荷が増大して生じていると考える．そのため，夜間睡眠時には NIP ネーザル® を装着している ・利尿薬の内服と，加齢に伴う自律神経機能低下により，膀胱に十分な尿が溜まる前に尿意を感じてしまうことから，夜間頻尿になっていると考える ・加齢に伴って眠りが深いノンレム睡眠の時間が減り，眠りの浅いレム睡眠の時間が増え，全体的に眠りが浅くなっていると考える ・睡眠中に中途覚醒しやすく，夜間の介護もあり，睡眠が不足している可能性がある．一方で，妻がデイサービスに行く間は，C さんが休息するタイミングになっていると考える．睡眠は心身の休息に重要であり，すべての家事と介護を担っている C さんが療養生活を継続するためには，休息できる時間を確保することが重要である ・十分な睡眠をとるために，現在よりも強い効果のある睡眠薬を使用することは，日中の過度な眠気や夜間転倒につながる危険性があり，避けたほうがよい．現在使用している抗うつ薬の一種であるトラゾドン塩酸塩 25 mg は少量であり，睡眠導入もできるため，C さんに適していると考える

6. 運動・身体活動

> **ワンポイント・アドバイス**
>
> C さんの年齢と病態をふまえて，活動量と ADL 維持についてアセスメントする.

・日常生活動作は在宅酸素療法をしながらでも自立しているが，連続した動作は，労作時呼吸困難が出現してできないことがある．休み休みでなければ歩行できず，自宅の 2 階はあまり使用していない ・外出は，1 週間に 1 回の移動販売車で買い物すること以外にほとんどない ・洗濯と掃除は，訪問介護がある日に援助を受けながら行っている ・妻の介護もしており，妻のおむつ交換，更衣，移動動作の一部を介助している	・毎日の家事と介護は 93 歳の C さんにとって十分な活動量であると考えられ，この活動が ADL 維持にもつながっていると考える．しかし，慢性心不全と閉塞性肺疾患により酸素摂取と酸素運搬が十分でないため，連続した活動はできない ・C さんによる家事と介護がなければ，現在の生活を継続することは難しいため，C さんがいまできている活動を継続できるよう，症状コントロールをしていく必要がある

アセスメント項目と C さんの情報	C さんのアセスメント

7. 認知機能・知覚

ワンポイント・アドバイス

慢性閉塞性肺疾患の患者は，低酸素状態の自覚が乏しくなる傾向があることに注意する．

・日中に鼻カニューレを外し，口唇チアノーゼが出現していても自覚症状がなく，鼻カニューレを外したまま過ごしていることがある	・慢性心不全と閉塞性肺疾患により慢性的な低酸素状態であるために，低酸素状態になっても知覚しにくくなっていると考えられるが，低酸素状態は心負荷を増大させるため，酸素投与を継続できる支援が必要である
・病院で在宅酸素療法について指導されているため，鼻カニューレ，NIP ネーザル® の管理は C さん自身でできている ・薬は自己管理している	・在宅酸素療法の管理，内服薬の管理，家事，介護が自身でできていることから，認知機能の低下はないと考える．しかし，加齢によるもの忘れがある可能性もあるため，内服薬の管理についてはとくに注意が必要である
・訪問介護で掃除もするが，物の位置が変わると怒るため，掃除できる範囲は限られている	・住み慣れた環境である家の中の配置は，これまでどおり変えないほうが C さんにとって生活しやすいと考えられる．日常生活援助の際には，C さんの生活習慣を尊重した支援が必要である．ただし，床の障害物につまずいて転倒しないよう注意する必要がある

8. セクシュアリティ

ワンポイント・アドバイス

夫婦であるからこそ，羞恥心を伴う介助には抵抗感を感じることに着目する．

・妻は要介護 3 である．尿意と便意はあり，C さんに一部を支えられながら歩行し，トイレに行くことができる．腹圧性尿失禁があるため，リハビリパンツを使用しており，更衣には介助が必要である ・妻の入浴は 1 週間に 3 回，デイサービスで入っている	・妻の介護は C さんがすべて行っているが，妻のトイレ介助やおむつ交換などの排泄介助はお互いにとって抵抗感のある介助と考えられる．しかし，妻との生活を継続していくため，折り合いをつけて介助を続けていると考えられる

9. 情緒・精神

ワンポイント・アドバイス

妻と二人で暮らしたいという強い思いが，精神的な安定に影響していることに着目する．

・訪問介護で掃除もするが，物の位置が変わると怒るため，掃除できる範囲は限られている ・認知症の妻の介護はたいへんだが，病院や施設には入らず，このまま自宅で最期まで夫婦二人で生活したい ・県議会議員選挙に二人で行きたい．投票所は坂道を上った先の小学校の体育館なので，そこまで行けるようにしてほしい	・たいへんであっても夫婦二人で暮らす生活を続けたいという気持ちが，自身の症状管理や家事と介護のすべてができている現状につながっていると考える．そして，夫婦で生活できている現状が，C さんの精神的な安定につながっていると考える．あるいは，夫婦で生活していく覚悟を決めていることが，精神的な安定につながっているとも考えられる ・C さんは選挙に行くことを強く望み，目標にもなっている．これが叶えられることの精神的な影響は大きいと考えられる

アセスメント項目と C さんの情報	C さんのアセスメント

10. 家族

> **ワンポイント・アドバイス**
> 妻は C さんの介護者になりえないが，妻がいることで C さんも現在の生活を継続できている．

• 妻 年齢：88 歳 疾患名：アルツハイマー型認知症 介護度：要介護 3 日常生活： その場の受け答えはできるが，調子が悪い箇所は明確に伝えることができない．日中は，C さんの介助で起きて移動して，1 日中椅子に座って過ごしている．家事はできず，C さんがすべての家事を行っている．食事は，自分で摂取できるが，テレビがついている，声をかけるなど，注意が逸れると食事に集中できなくなる．尿意と便意はあり，C さんに一部を支えられながら歩行し，トイレに行くことができる．腹圧性尿失禁があるため，リハビリパンツを使用しており，更衣には介助が必要である．入浴は 1 週間に 3 回，デイサービスで入っている	• 妻は要介護 3 であり，日常生活に介助が必要である．妻の状態が悪化すると，C さんの介護負担の増大につながる • 妻は C さんの介護者にはなりえないが，C さんにとっては妻と生活できていることが生活の安定につながっており，妻の存在が C さんに大きく影響している
• 子どもは 2 人いるが，遠方に居住している．子どもたちは介護に介入することはない • 近所に親戚が数軒あり，行き来している	• 夫婦二人暮らしであり，子どもからの支援は期待できない．C さん自身も要介護状態であるが，妻の要介護度のほうが高く，妻を介護しなければならない状況である．現在は C さんが家事と介護をできているが，C さんが病状悪化した場合は，代わりに家事と介護をできる者はおらず，サポートがない状況である．近所に親戚がいて関係性もあるため，親戚の援助を受けられるか，何ができるのかなどの情報を得る必要がある．また，親戚と看護師との関係性をつくる必要もある

11. 社会との関係

> **ワンポイント・アドバイス**
> 山の麓の集落という比較的小さなコミュニティである地域特性も考慮してアセスメントする．

• 自分の病気のことや妻の病気のことに不安があると，訪問看護師に何でも相談できている • 夫婦二人暮らし．子どもは 2 人いるが，遠方に居住している．子どもたちは介護に介入することはない．近所に親戚が数軒あり，行き来している • 居住地域は山の麓の田畑が広がる集落で，近所の付き合いがある．近所の人がしばしば訪問して，二人を気にかけてくれている	• 子どもからの協力は得にくい状況であるが，山の麓の集落という地域柄もあり，都市部と比べて近所とのつながりは強いと推測され，お互いに気にかけ，助け合える環境であると考えられる • 近所の人の訪問もあることから，近所とは良好な関係を築けていると考える • この地域の特性や近所との関係性は，C さん夫婦が療養生活を継続するうえでの強みになると考える

アセスメント項目とＣさんの情報	Ｃさんのアセスメント

12. 地域の生活環境

> **ワンポイント・アドバイス**
> Ｃさんにとって地域の生活環境がよいか，これまでの生活習慣をふまえてアセスメントする．

• 歩いて行ける範囲に買い物できるスーパーはないが，1 週間に 1 回の移動販売車を利用している • 居住地域は山の麓の田畑が広がる集落で，近所の付き合いがある	• 山の麓の集落であることから，生活に必要な最低限の施設しかなく，道も平坦ではないと推測され，Ｃさんが外出し，生活必需品を購入するのは難しい地域であると考える．しかし，移動販売車から生活に必要な物を手に入れられている • 長年この地域で暮らしてきたＣさんは，この環境で生活することにさほど不便を感じていないことも考えられる
• 夫婦二人とも同じクリニック（訪問診療）と訪問看護ステーションからの支援を受けている．クリニックも訪問看護ステーションも車で 30 分程度の場所にある	• クリニックと訪問看護ステーションが車で 30 分程度の距離にあるため，Ｃさんや妻の状態が悪化したときには素早く対応できる

13. 社会資源の活用

> **ワンポイント・アドバイス**
> 現在だけでなく，Ｃさんの状態悪化を見込んで，必要となるサービスをアセスメントする．

• Ｃさん：要介護 2 認定，妻：要介護 3 認定 • 医師の訪問診療：2 週間に 1 回 • 訪問看護：1 週間に 3 回（月・水・金）．Ｃさんに月・金曜日，妻に水曜日に訪問する計画であるが，訪問時は両者の健康状態を確認し，援助している．Ｃさんは，自分の病気のことや妻の病気のことに不安があると，訪問看護師に何でも相談できている • 訪問介護：1 週間に 3 回（火・木・土）．身体介護 1 回 1 時間で，妻のおむつ交換と更衣を援助し，デイサービスのお迎えに間に合うように支度する．時間があれば部屋の掃除や洗濯などの生活援助も行う • 妻はデイサービスを 1 週間に 3 回（火・木・土）利用しており，入浴してくる	• 夫婦ともに要介護認定を受け，訪問看護・訪問介護サービスを利用できており，医師の訪問診療も受けている．日曜日以外には何らかの訪問サービスがあるように計画されており，夫婦の状態変化に気づきやすいスケジュールとなっている．妻はデイサービスを活用しており，Ｃさんが一人になれる休息の時間が週 3 回ある • 社会資源を十分に活用できていると考える．しかし，Ｃさんは病状悪化しやすい状態であり，悪化時には食事の支援や妻への介護支援の拡充が必要となるため，利用サービスを変更することが必要である．たとえば，妻にショートステイを利用する方法も考えられる
• 厚生年金が約 16 万円/月程度で，多少の貯蓄がある • Ｃさんは障害者手帳（呼吸器障害）3 級，要介護 2 認定 • 妻は要介護 3 認定	• 夫婦ともに要介護認定を受けているため，利用サービスの自己負担額は大きくはないが，生活費も考慮すると経済的に余裕がある状況ではなく，利用サービスを拡充する際には経済的負担を考慮する必要がある

自立した暮らし

> **ワンポイント・アドバイス**
> C さんの家事と介護により，自立した夫婦二人暮らしができていることに着目する．

- 遠方に住む子どもの支援を受けて生活することは難しく，C さんが家事と妻の介護をすることで，自宅での夫婦二人暮しを継続している．また，C さん自身でやらなければ生活を継続できない状況であるために，C さんは家事・介護の役割を担えていると考える
- C さん自身にも慢性心不全，慢性閉塞性肺疾患があるため，生活に必要なすべての活動を十分にはできず，C さん自身と妻それぞれが介護サービスを受けることで，生活を継続できている状態である
- C さんが病状悪化した場合，生活を継続できなくなることが予想されるため，C さんの症状コントロールが重要である
- 夫婦ともに高齢であり，身体的状態が変化しやすい．C さんの心不全が増悪する徴候はないか，家事と介護の活動量は適切であるかを確認し，C さんの負担が増加している場合は，介護サービスの内容変更などが生活の継続には必要である

安全な暮らし

> **ワンポイント・アドバイス**
> 在宅酸素療法をしていることや，高齢夫婦の二人暮らしであることにより起こる危険性もふまえてアセスメントする．

- C さんは在宅酸素療法をしており，火気に注意する必要がある．食事の準備には電磁調理器を使用するなど対応できているが，自宅は山の麓に位置し，冬場には暖房のために火気を使用する可能性もあり注意が必要である
- 在宅酸素療法をしながら自宅内を移動できるよう長い酸素チューブを使用しているため，屈曲による酸素の遮断やチューブによる転倒に注意する必要がある．また，自宅内に物が散らかっていることからも転倒の危険性が高い
- 酸素チューブをしながらの移動がわずらわしいことが，鼻カニューレを外す要因となっている可能性もある
- 災害時などに停電した場合にも在宅酸素療法を継続できるよう，外部バッテリーや予備酸素ボンベの準備が必要である
- 高齢夫婦の二人暮らしのため，押し売りや詐欺などへの防犯についても注意を促す必要がある

その人らしい暮らし

> **ワンポイント・アドバイス**
> C さんのこれまでの生活と地域社会の状況から，C さんらしい暮らしを考える．

- 自宅のある集落は不便もあるが，近所付き合いもあり，C さんと妻にとっては住み慣れた地域で，心地よさを感じていると考える．そして，二人はそこで最期まで暮らすことを希望している．また，C さんはこれまで，山の麓の集落という環境で妻と助け合って生活してきた．そのため，妻のいない生活は考えられず，最期まで一緒にいられればそれでよく，子どもの世話になり，多くのサービスを受けてまで，より過ごしやすい生活をしたいとは思っていないと考える．不自由があったとしても，妻と二人で協力しておだやかに暮らすことが C さんらしい暮らしと考える

今後の療養生活の方向性

- 現在は C さんの症状をコントロールしながら，C さんが家事と妻の介護を担うことで，自宅での療養生活を続けられている．しかし，家族のサポートを得にくい状況であり，C さんが病状悪化した場合には，家事と介護を代わる者はいないため，自宅での療養生活を継続することは難しいと考える．C さんの症状をコントロールし，妻との生活を継続できることを目標とする
- C さんは「入院したくない」という思いが強いため，自身の急変時にも救急要請せず，病状悪化時の対応に支援者が苦慮することが想定される．C さんと妻，子どもを含めて，C さんの病状悪化時の対応方法について，事前に意思を確認しておくことが重要となる
- C さんの思いに沿うためには，C さんの「選挙に行きたい」という強い希望を叶えることを，多職種と共通目標にして支援することが重要である

⚲ C さんの関連図

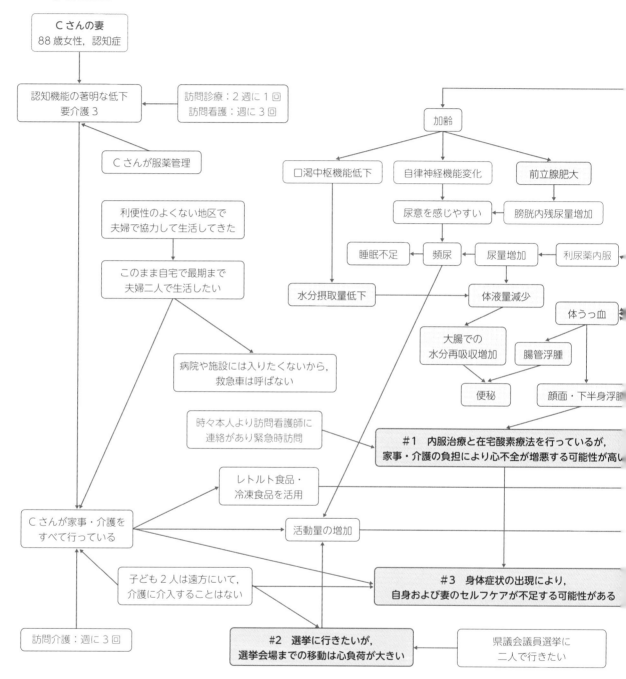

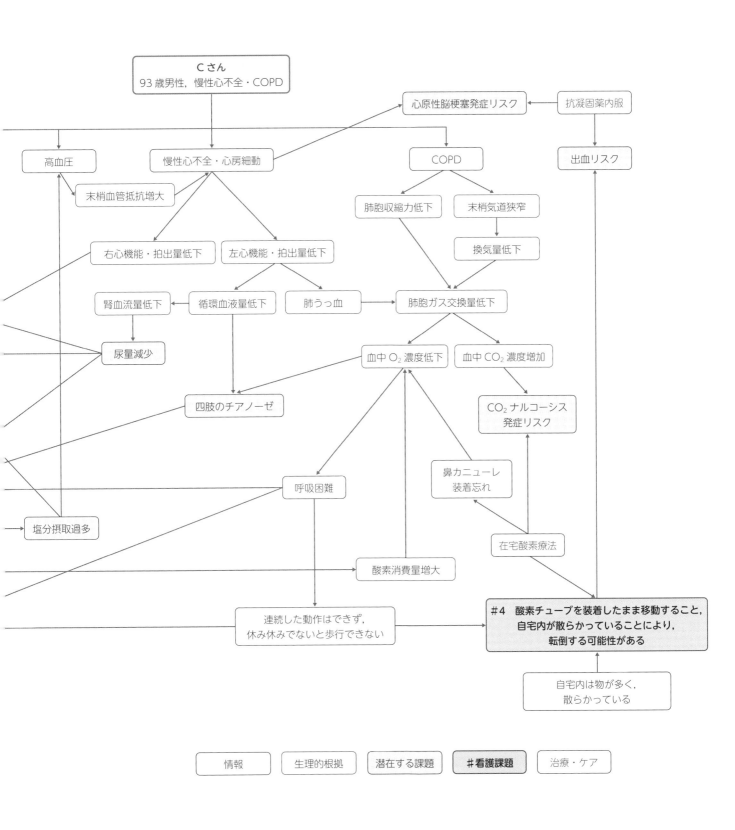

C さん
93 歳男性，慢性心不全・COPD

心原性脳梗塞発症リスク ← 抗凝固薬内服

高血圧

慢性心不全・心房細動

COPD

出血リスク

末梢血管抵抗増大

肺胞収縮力低下

末梢気道狭窄

換気量低下

右心機能・拍出量低下

左心機能・拍出量低下

腎血流量低下

循環血液量低下

肺うっ血

肺胞ガス交換量低下

尿量減少

血中 O_2 濃度低下

血中 CO_2 濃度増加

四肢のチアノーゼ

CO_2 ナルコーシス発症リスク

鼻カニューレ装着忘れ

呼吸困難

塩分摂取過多

在宅酸素療法

酸素消費量増大

連続した動作はできず，休み休みでないと歩行できない

#4 酸素チューブを装着したまま移動すること，自宅内が散らかっていることにより，転倒する可能性がある

自宅内は物が多く，散らかっている

| 情報 | 生理的根拠 | 潜在する課題 | #看護課題 | 治療・ケア |

✓ C さんの看護課題の明確化・優先順位の決定・看護介入のポイント

#1　内服治療と在宅酸素療法を行っているが，家事・介護の負担により心不全が増悪する可能性が高い

　C さんは内服治療と在宅酸素療法により何とか心不全を管理しているが，増悪を繰り返していることから，心機能は徐々に低下してきていると考えられる．これ以上の増悪を起こさないよう，増悪因子を軽減する必要がある．C さんの家事・介護によって夫婦二人での在宅療養を継続できているため，心不全増悪を起こさないことは優先順位が一番高い．

　C さんは内服治療と在宅酸素療法を自己管理できているが，酸素チューブを外してしまっていることもある．高齢の C さんが今後も自己管理できるよう，多職種と連携して支援する必要がある．

　家事・介護による活動量は心負荷の増大につながるため，現在よりも活動量が増加しないよう支援する必要がある．利用中の訪問介護サービスはおもに妻の介護支援であり，時間があれば掃除と洗濯の支援も受けている．C さんの家事負担を軽減する必要があれば，介護サービスの内容を調整する．

　C さんは食事も準備しているが，塩分摂取量や水分摂取量はとくに管理していない．C さんが無理なく生活するためにはインスタント食品などの活用も必要であるが，塩分摂取量が過剰にならないよう工夫する必要がある．

　C さんの身体症状の変化を早期に把握できるよう，訪問看護師だけでなく訪問介護員とも連携し，日曜日以外は C さんが観察され，情報共有できる体制をつくっておくことが必要である．

#2　選挙に行きたいが，選挙会場までの移動は心負荷が大きい

　C さんにとって選挙は社会参加や地域貢献の重要な機会であり，行きたいという希望を叶えることの優先順位は高い．

　選挙会場までの移動は心負荷が大きく，C さんに心不全増悪や ADL 低下がないことが前提となる．また，外出時の心負荷に耐えられるよう，活動耐性を維持しておくことが必要となる．そのため，歩行練習や心臓リハビリテーションを含めた訪問リハビリテーションの導入を検討する必要もある．また，妻と二人で選挙に行くことが希望であるため，移動方法の検討も必要である．

　C さんの選挙に行きたいという希望を叶えることを多職種と共通目標にして C さんにかかわることで，C さんと多職種の信頼関係の向上につながると考える．

#3　身体症状の出現により，自身および妻のセルフケアが不足する可能性がある

　C さんの心不全が増悪し，身体症状が出現した場合，現在できている日常生活動作ができなくなり，さらに妻の介護もできなくなり，二人ともセルフケアが不足すると考えられる．まずは C さんの身体症状が出現しないことが重要であるため，この #3 は，#1 と #2 よりも優先順位は低くなる．

　C さんが自身および妻のセルフケアがしやすいよう，介護物品の工夫や手すりなどの補助具を用いることを考えることも重要となる．C さんがセルフケアしやすくなることで活動量の軽減にもつながる．また，C さんの状態にあわせて介護サービスの内容を検討し，支援の量を増やすことも必要である．

#4　酸素チューブを装着したまま移動すること，自宅内が散らかっていることにより，転倒する可能性がある

　C さんは自宅では長い酸素チューブをしながら生活をしている．自宅内は，C さんのこだわりもあるため，訪問介護員が掃除することが難しく，散らかっている．歩行時に呼吸症状が出現することもあり，ゆっくりとしか動けない．また，外出もほぼしないため，下肢の筋力も不十分であると考えられる．これらのことから，C さんは転倒する危険性がある．ただし，現在はふらつくこともなく，転倒の既往もないため，優先順位は低くなる．

　C さんが移動する頻度の高い場所（1 階のリビング，キッチン，トイレ，浴室，寝室）や通路には障害物がないよう整備する必要がある．在宅酸素療法の機器は，C さんが活動するときのチューブの動きを予測して設置場所を調整する必要がある．また，通路には，手すりなどの掴まれる場所を設置することも必要となる．

◎ C さんの包括的目標

「介護サービスを活用しながら，妻と二人で協力して，自宅でおだやかな療養生活を継続することができる」

📔 C さんの看護計画

ここでは，#1 と #2 について看護計画を示す．

#1 内服治療と在宅酸素療法を行っているが，家事・介護の負担により心不全が増悪する可能性が高い

目標　・心不全が増悪せず，安定した療養生活を送ることができる

OP（observational plan；観察計画）

全身状態	体温，脈拍，血圧，呼吸状態（SpO$_2$，呼吸音，呼吸困難感，労作時呼吸困難，喘鳴，チアノーゼ，痰），浮腫（体幹・四肢），体重，四肢冷感，口渇，耳介の皮膚
生活	服薬状況，水分摂取状況，排泄回数（尿・便），食事内容，家事・介護時の状況，睡眠状況，在宅酸素療法装着状況，火気がないことを確認

TP（treatment plan；援助計画）

- 内服薬を 1 週間分セットする
- 在宅酸素療法のチューブの屈曲・絡まりを整え，破損や汚染している場合は交換する
- C さんの生活動線上（1 階のリビング，キッチン，トイレ，浴室，寝室）が散らかっている場合は整える
- 身体状態の悪化の兆候がみられる場合は，主治医に連絡し，追加の処置・治療を行う
- 口渇がある場合は飲水を促す

EP（educational plan；教育計画）

- 毎日起床時に体重を測定し記録しておくことで，訪問看護師の訪問時に心不全悪化の兆候を早めに把握できることを説明する
- 1 日 3 食のすべてがレトルト食品・インスタント食品にならないよう説明する
- 前日と比べて体重が増加していなければ，脱水や便秘を予防するためにも水分摂取が必要であることを説明する
- 鼻カニューレを外していると呼吸困難が続き，心不全が悪化するため，外さないよう説明する
- 家事や介護は連続して行わず，1 回 1 回休憩を入れて行うよう説明する．また，休憩時は口すぼめ呼吸をして呼吸を整えるよう説明する
- 休憩をしても息苦しさがなかなか落ち着かないときには，訪問看護師に連絡して相談することが，心不全増悪を進めないために必要であることを説明する
- 夜間就寝時に息苦しさがある場合は，上半身を少し挙上した姿勢になるよう布団などで調整するとよいことを説明する
- 感染予防のために，妻の排泄援助後や食事前には必ず手を洗うか，手指消毒をするよう説明する
- 冬の入浴時は，浴室と脱衣所の温度差が大きくなりすぎないように，脱衣所を暖めておくよう説明する

CP（collaboration plan；共同計画）

[医師との連携]
- 心不全増悪の兆候がみられた場合は，医師に報告し，処方内容や酸素投与量の変更を検討する

[訪問介護員との連携]
- 呼吸困難感，口唇・末梢チアノーゼがみられた場合は，訪問看護師に連絡するよう依頼する
- 内服忘れがある場合は，内服を促すよう依頼する
- 鼻カニューレを外していた場合は，装着を促すよう依頼する

- C さんへの支援として，負担の多い洗濯と掃除を優先して実施してほしいと依頼する
- 妻がデイサービスから帰宅する直前に，排泄の有無，尿意・便意を確認して，必要時にはトイレ介助，おむつ交換をしてから帰宅するよう依頼する

[ケアマネジャーとの連携]
- C さんの病状悪化時に妻の介護に対するサービスを増やすことを検討する
- 妻の ADL を維持するために，デイサービスで，妻の下肢筋力低下予防のトレーニングを実施できないか検討する

[近所の親戚，友人]
- 訪問時に鼻カニューレを外していた場合は，装着するよう声をかけてほしいと伝える
- 訪問時に息苦しそうにしていた場合は，訪問看護師に連絡してもらうよう伝える
- 週に 1 回の移動販売車が来るときには，できれば C さんに声をかけ，一緒に買い物に行ってほしいと伝える
- 親戚には，できれば訪問前に，必要な食材や日用品を C さんに確認し，持参してほしいと伝える

[評価の視点]
　心不全増悪の症状が起こらず，安定した療養生活を継続できているかが評価の視点となる．また，EP の内容を C さんが実施できているかも評価の視点となる．

#2　選挙に行きたいが，選挙会場までの移動は心負荷が大きい

目標　　・妻と県議会議員選挙に行くことができる

OP（observational plan；観察計画）

全身状態	C さん：#1 と同様 妻：体温，脈拍，血圧，SpO₂，呼吸音，会話時の受け答えの様子，意識レベル
生活	C さんおよび妻：服薬状況，水分摂取状況，排泄回数（尿・便），食事内容，睡眠状況，活動の状況

TP（treatment plan；援助計画）

- 心不全が増悪しないよう，#1 の TP（援助計画）を実施する
- C さんの歩行練習として，付き添いのうえ自宅周辺を歩行する．最初は短い距離から始める
- C さんの階段昇降練習として，付き添いのうえ自宅内の階段を昇降する
- 妻の下肢筋力維持のために，椅子に座ってできる下肢筋力トレーニングを実施する
- 選挙当日は，自宅から選挙会場の往復に付き添い，妻の車椅子移乗・移送を行う

EP（educational plan；教育計画）

- 心不全が増悪しないよう，#1 の EP（教育計画）を実施する
- 外出時の移動用酸素ボンベの取り扱い方法を説明し，実施できるかを確認する
- 外出時の歩行は，苦しくなくても，ゆっくりとした速度で適宜休憩しながら進む．休憩中には口すぼめ呼吸をして呼吸を整えることを説明し，実施できるかを確認する

CP（collaboration plan；共同計画）

- 心不全が増悪しないよう，#1 の CP（共同計画）を実施
[医師との連携]
- C さんの現在の活動耐性を維持できるよう，心臓リハビリテーションを含めた訪問リハビリテーションの導入を検討する
- 選挙に行く際の酸素投与量を確認する

[ケアマネジャーとの連携]
・妻の移動に使用する車椅子の手配を依頼する
[在宅酸素療法の業者]
・C さんが移動しやすいよう，移動用酸素ボンベを乗せるカートの用意を依頼する

[評価の視点]

　C さんと妻が選挙会場に行き，投票できたかが評価の視点となる．また，選挙会場に行く準備として，C さんと妻の病状悪化を防ぎ，ADL を維持できたかも評価の視点となる．

 ## C さんの事例の意味

　高齢で在宅酸素療法を受けながら心不全の増悪と緩解を繰り返している C さんは，認知症の妻の介護者でもあります．C さんは要介護 2，妻は要介護 3 であり，まさに老々介護といえます．長年居住している地域で妻と最期まで生活したいという意思が非常に強く，心不全の増悪時にも救急車を呼ぶことなく，医師と訪問看護師の支援を受けて療養生活を継続しています．

　労作時呼吸困難があり，外出も週に 1 回程度の C さんですが，県議会議員選挙に行きたいという強い希望をおもちです．地域・在宅看護では，療養者の病状管理が重要ですが，療養生活での希望を実現するための支援も重要となります．希望の実現が難しい内容であっても，多職種と連携して支援することで実現できることもあります．この事例では，療養者の病状管理を優先するだけでなく，療養者の希望に沿った支援を検討することの大切さを示しています．

事例 4 人工呼吸器を使用して外出をする 在宅ALS療養者のDさん

👤 Dさんの紹介

Dさんは58歳の男性．5年前より歩きにくさを自覚．その後，足がもつれたりすることが増え，1年後には転倒するようになった．54歳の時，紹介された神経内科を受診し，筋萎縮性側索硬化症（ALS）と診断を受ける．3年前，階段の上りにくさが出現し，勤めていた電機メーカーへの通勤が困難となり，退職．その頃，嚥下力や咳嗽力の低下がみられるようになり，地域主治医による訪問診療と訪問看護を導入した．1年半前，唾液によるむせが出現し，胃ろうを造設した．7カ月前に呼吸状態の悪化に伴い，単純気管切開術を施行し，人工呼吸器を導入した．気管切開術後，感染兆候などはみられず，身体状態は安定した経過であった．主介護者の妻は，入院中から必要な手技や知識の指導を受け，訪問看護や介護保険による訪問介護員（ホームヘルパー）などの在宅療養体制を整え，退院．現在は，近隣に住んでいる娘の援助を受けつつ，療養生活がなんとか軌道に乗りはじめたところである．

──気管切開下による24時間人工呼吸器管理

・呼吸器の設定 SIMV（強制換気と自発換気を組み合わせたモード），呼吸回数 12回/分，1回換気量 500 mL
・胃ろうからの経管栄養，胃ろう交換は6カ月に1回程度，専門病院に入院して交換している
・コミュニケーションは，読唇や文字盤，パソコンを用いて行っている
・既往歴はとくになし
・訪問診療：地域主治医により2週に1回
・訪問看護：2カ所の事業所（A，B）を利用．平日に1日2回（週10回），そのうちリハビリテーションを3回（理学療法士（PT）を2回，作業療法士（OT）を1回）

──看護師訪問時のバイタルサイン

体温 35.9℃，脈拍 74回/分整脈，血圧 118/66 mmHg，呼吸数 16回/分，SpO$_2$ 98%

筋萎縮性側索硬化症とは

筋萎縮性側索硬化症（amyotrophic lateral sclerosis；ALS）は，おもに中年以降に発症し，一次運動ニューロン（上位運動ニューロン）と二次運動ニューロン（下位運動ニューロン）が選択的かつ進行性に変性・消失していく原因不明の疾患であり，筋萎縮と筋力低下がおもな症状である．近年，病勢の進行を遅らせる目的で数種類の薬剤が開発されているが，治験進行中ないし治験計画中であり，現時点では治療法のない難病である．症状の進行は比較的急速だが，個人差が非常に大きい．進行すると，四肢の運動障害，呼吸筋の障害，球麻痺による構音障害や嚥下障害が生じる．呼吸障害に対しては，非侵襲的な呼吸補助と気管切開による侵襲的な呼吸補助がある．嚥下障害が進行した場合，胃瘻形成術，経鼻経管栄養，経静脈栄養を考慮する必要がある．呼吸障害の対応として人工呼吸器を用いなければ，通常は2～5年で死亡することが多い．人工呼吸器を使用すると10年以上生存することもまれではなく，胃ろうを造設して栄養管理を行いながら気管切開下で人工呼吸器を使用している ALS 患者の生存期間中央値は20年というデータ[※]もある．

※ 木村英紀（2021）：長期 TPPV 下における問題点とその対策について．難病と在宅ケア，27(2)：60-3.

D さんの情報

[身体状況]

　全身の筋力が低下し，寝たきり状態である．自力での寝返りはできず，介護ベッドとエアマットを使用している．呼吸障害に対しては気管切開下による人工呼吸器を 24 時間使用しており，痰を適宜，吸引する必要がある．自発呼吸はあるが，人工呼吸器の離脱は約 10 分間のみ可能である．栄養摂取は胃ろうからの経腸栄養剤 1,600 kcal を 1 日 3 回注入，この他に水分 250 mL を 15 時と 21 時に注入している．現在の体重は 55 kg（身長 168 cm）である．排尿は，床上にて尿器を使用．排便は，訪問看護前日に緩下剤（ピコスルファートナトリウム水和物），当日にグリセリン浣腸を使用して，週 2 回（月・木）に行っている．保清は訪問入浴を週 2 回．清拭や整容，更衣は介助にて適宜実施している．

　認知機能には問題なく，日中はギャッチアップして，テレビを見たり，パソコンを操作したりしている．ナースコールはバルーン型のスイッチを右第二指で操作し，パソコンは視線入力で操作し，SNS でのやり取りも行っている．

[家族構成・家族状況]

　54 歳の妻との二人暮らしで，娘（28 歳）は社会人で近隣に住んでおり，半年後に結婚予定である．

　妻は，気管切開部からの吸引や人工呼吸器の管理を自分が担うことに重責を感じ，大きな不安をもっていた．しかし，D さんへの「気管切開をして生きてほしい．在宅で一緒に過ごしたい」という思いから，娘の協力も得ながら積極的に退院指導を受けることにより，徐々に自信をつけ，手技を身につけていった．現在，手技は問題なく行えている．D さんも人工呼吸器についてしっかりと理解しており，妻に作動を確認するなどしている．妻の健康状態に問題はないが，時折，疲労の訴えが聞かれる．

　D さんの両親は他界している．妻の両親は隣市に住んでいて，健康状態に問題はない．買い物などの手助けはできるが，D さんのケアを手伝うことは難しい．

[趣味・活動]

　もともと機械が得意なため，パソコン操作に問題はなく，文章の入力もスムーズである．歴史小説の電子書籍を読んだり，スポーツを観戦したりしている．とくに野球が好きで，支援者と野球についての会話を楽しんでいる．

[経済状況]

　元電機メーカーの会社員．退職後は障害年金を受給している．持ち家で 2 階建ての一軒家

[保険・社会福祉]

　介護保険を利用している（要介護 5）．身体障害 1 級

[生活状況]

　1 階のリビングに介護ベッドを置いている．日中はクッションなどを用いて座位を保持し，ギャッチアップ 60～70 度で過ごしている．

　日々のケアは妻が担っており，毎朝 6 時に起床し，モーニングケアを行っている．平日の午前中は訪問看護師によって，医療機器の管理，気管切開部のケア，排痰ケア，胃ろう処置，排泄のケアが行われる．また，身の回りのケアの支援に，週 5 日，1 日 1～2 回，介護保険による訪問介護（訪問介護員による身体介護）を利用している．D さんから「排泄ケアを男性にあまりしてもらいたくない」との発言があった．

　D さんは食べることが好きなこともあり，時々は妻が食べる物の少量をペースト状にして味わっている．このとき，誤嚥予防のため，口に入れた物は味わった後に吸引している．また，入院中は不安が強く，抗不安薬（エチゾラム※）を 1 回 1 錠 1 日 3 回で内服していたが，退院後は落ち着き 1 日 2 回に減量している．日中はテレビを見たり，パソコンをしたりして過ごし，夜間は睡眠薬（ベンゾジアゼピン系睡眠薬）を使用して良眠できている．妻は，D さんのベッドの横に布団を敷いて眠り，夜間の吸引を 1，2 回行っている．日中に排痰ケアを行うことで痰の量は落ち着いている．

　※エチゾラム：成分がエチゾラム．ジェネリック薬の商品名でもある．

[利用サービス]
・医療保険：難病の医療費助成制度
・訪問診療：2 週に 1 回．呼吸管理，気管カニューレ交換，胃ろう管理，緊急時の対応など
・訪問看護（医療保険）：平日に 1 日 2 回
　訪問看護師による人工呼吸器の管理，胃ろう管理，呼吸ケア，排泄ケア，緊急時の対応など
　理学療法士による関節可動域訓練や呼吸リハビリなどを週に 2 回
　作業療法士によるコミュニケーション機器の調整などを週に 1 回
・呼吸器会社：人工呼吸器レンタル
　※在宅人工呼吸器使用者非常用電源整備事業により自家発電装置の借り受け
・介護保険：訪問介護による身体介護を平日に 1 日 1〜2 回，訪問入浴（週 2 回），特殊ベッドとその付属品，エア
　マット，車椅子，リフトの福祉機器のレンタル
・障害者支援サービス：電気式たん吸引器，コミュニケーション機器などの福祉機器の利用
・保健所保健師：療養相談，一時入院事業の利用（レスパイト入院），災害時への備え（個別避難計画※の立案）
　※自力で避難することが難しい者に対して作成することが，災害対策基本法により市町村の努力義務となっている．

1 週間の支援計画

	月	火	水	木	金	土	日
9 時							
10 時	訪問看護B	訪問看護A	訪問診療 1/2W　訪問看護A	訪問看護B	訪問看護A		
11 時	訪問介護	訪問介護	訪問介護	訪問介護	訪問介護		
12 時	（身体介護）	（身体介護）	（身体介護）	（身体介護）	（身体介護）		
13 時							
14 時	訪問入浴　訪問看護B	訪問介護	訪問看護リハビリテーション(PT)A	訪問入浴　訪問看護B	訪問介護		
15 時		（身体介護）			（身体介護）		
16 時							
17 時							

[本人の今後の希望]
　D さんは，ALS の診断を受けたとき，仕事で新商品の開発に携わっていたこともあり，「なぜ自分がこのような病気になったのか」という思いが強く，落ち込みがみられた．気管切開をして人工呼吸器を装着することに対して迷いがあり，なかなか決められなかったが，医療職から何度も説明を受けたり，人工呼吸器を装着して生活している方を患者会から紹介してもらって話を聞きに行ったりするなど，夫婦で行動した．D さんには「家族には迷惑をかけたくない」という気持ちや，「環境が整うのならば生きたい」という思いがあり，最終的には，妻と娘の「D さんに生きていてほしい」という思いに後押しされて，気管切開をして療養していくことを決断した．本人は「生きがいは妻と娘であり，妻と在宅で生活ができることが一番の幸せである」と話している．
　退院から半年が経った現在，療養生活が落ち着いてきたため，D さんがもともと希望していた外出に向けてリフトを導入した．リビングの掃き出し窓から外に出られるよう，庭にスロープを設置している．日中はリクライニングの車椅子に移乗して過ごす練習をしている．殿部に低反発クッションを置き，頭部を固定するなどして，車椅子で過ごす時間も長くなってきている．現在，半年後の娘の結婚式に列席できるよう，準備を進めているところである．
　また，自宅のある場所は，ハザードマップによると，洪水や土砂災害の影響を受けるリスクの高い地域ではないこともあり，災害時の備えとして発電機の準備をしているが，避難については未定である．

🔍 D さんのアセスメントの展開

アセスメント項目と D さんの情報	D さんのアセスメント

1．健康問題

> **ワンポイント・アドバイス**
> 気管切開を伴う人工呼吸器を装着した在宅療養を開始して約半年であること，ALS は進行性の疾患であり全介助であることをふまえてアセスメントする．

・58 歳の男性，筋萎縮性側索硬化症（ALS） ・1 年半前，唾液によるむせが出現し，胃ろうを造設 ・7 カ月前に呼吸状態の悪化に伴い，単純気管切開術を施行し，気管切開下による 24 時間人工呼吸器管理となった．退院から約半年が経ち，療養生活が落ち着いてきたところである ・寝たきり全介助（要介護 5） ・既往歴はとくになし	・全身の筋力低下により全介助．自分で身体を動かせないため，ほとんどすべてのケアが介助により行われている．また，長期臥床による合併症を予防するケアが必要である
・人工呼吸器の設定 SIMV（強制換気と自発換気を組み合わせたモード），呼吸回数 12 回/分，1 回換気量 500 mL ・自発呼吸はあり，人工呼吸器の離脱は約 10 分間のみ可能である．呼吸回数 16 回/分 ・体温 35.9℃，脈拍 74 回/分整脈，血圧 118/66 mmHg ・在宅での医療体制は，症状進行に伴い，地域主治医による訪問診療，訪問看護を導入していた．気管切開下の人工呼吸器の導入後は，訪問看護は 2 カ所の事業所を利用し，平日は毎日に増やしている（そのうち訪問リハビリテーションは PT 週 2 回，OT 週 1 回） ・緊急時には訪問看護ステーションに連絡し，状況に応じて地域主治医の判断で病院へ緊急搬送することとなっている ・人工呼吸器トラブルは，呼吸器会社へ連絡することになっている	・呼吸障害の対応として，気管切開を伴う人工呼吸器を装着している．現在，バイタルは落ち着いており，とくに問題はみられていないが，気管切開下であるため，呼吸器感染症のリスクが非常に高い状態にある ・気道クリアランスが低下しているため，合併症の予防を目的とする排痰ケアや呼吸リハビリテーションが，訪問看護と訪問リハビリテーションにより適宜行われている．今後も進行状態に応じたケアを提供する必要がある ・療養も軌道に乗り，病状も安定しているが，今後，病状の変化や，人工呼吸器のトラブル，停電や災害などの可能性がある．緊急時の対応方法は決まっているため，異常を早期に発見し対応できる体制を維持していく．また，D さんと家族が落ち着いて対応できるよう，蘇生バックや発電機の利用方法や外部バッテリーの充電状況を，支援者も含めて定期的に確認する必要がある

2．価値・意思決定

> **ワンポイント・アドバイス**
> D さんと家族が気管切開を伴う人工呼吸器を装着して在宅療養をすると決断した意思を尊重し，生きがいを感じられるようにする．

・働き盛りの年齢で ALS を発症し，仕事で新商品の開発に携わっていたときに診断を受けた．その後は，病状進行により勤めていた電機メーカーを退職せざるをえず，「なぜ自分がこのような病気になったのか」という思いが強く，落ち込みがみられた時期があった ・気管切開をして人工呼吸器を装着することに対して迷いがあり，なかなか決められなかったが，医療職から何度	・壮年期での発症．子育ては一段落つき，責任のある仕事を任され，やりがいを感じていた時期に発症したため，本人や家族のショックは大きかったと考えられる ・自分から積極的に患者会に話を聞きに行くなど，自分が納得できるよう，自ら行動してきた．また，家族の仲は良く，お互いに相手を思いやる様子がうかがえる ・D さんは，家族と在宅で過ごしていくこと，そして，

アセスメント項目と D さんの情報	D さんのアセスメント
も説明を受けたり，人工呼吸器を装着して生活している方を患者会から紹介してもらって話を聞きに行ったりするなど，夫婦で行動した ・D さんには「家族に迷惑をかけたくない」という気持ちや，「環境が整うのならば生きたい」という思いがあり，妻と娘の「D さんに生きていてほしい」という思いに後押しされて，気管切開をして療養していくことを決断した ・D さんは「生きがいは妻と娘であり，妻と在宅で生活ができることが一番の幸せである」と話している	家族も D さんに生きていてほしいという思いから，気管切開をして在宅療養をする意思決定を行った．その意思を尊重し，D さんと家族が前向きに，そして安心して在宅療養を継続できることが重要である
・娘（28 歳）は社会人で近隣に住んでおり，半年後に結婚する予定である ・D さんは退院から半年が経ち，療養生活が落ち着いてきたため，D さんがもともと希望していた外出に向けてリフトを導入した．半年後の娘の結婚式に列席できるよう準備を進めている	・ALS は進行性の疾患であるため，できることは極力できるうちに行えるようにする．とくに，D さんが希望している娘の結婚式に列席できるよう，移動や車椅子で過ごすことに慣れるための練習や，外出時に必要な物品の用意，緊急時の対応体制の整備を，PT や OT，訪問介護員と協働して準備していく

3. 食事・栄養

ワンポイント・アドバイス

必要量の栄養が投与されているか，D さんが安全に食を楽しめる工夫がされているかを考える．

・栄養摂取は胃ろうからの経腸栄養剤 1,600 kcal を 1 日 3 回注入，この他に水分 250 mL を 15 時と 21 時に注入している ・D さんの身長は 168 cm，体重は 55 kg ・妻の経管栄養や薬の注入の手技に問題はない ・胃ろう挿入部は清潔に保たれている ・D さんは食べることが好きなこともあり，時々妻が食べる物の少量をペースト状にして味わっている．このとき，誤嚥予防のため，口に入れた物は味わった後に吸引している	・BMI は 19.5 で，適正体重よりは少ないが，標準体重の範囲内である ・人工呼吸器使用の ALS 患者の推定エネルギー*を，D さんの年齢，体重，身長，病態から計算すると 1,477 kcal である．必要量は投与されており，栄養状態は問題ない ・長期に栄養剤を使用することで，ビタミン，ミネラル不足が出現する可能性があるため，定期的に栄養評価（皮膚の状態，体重や採血結果の確認などを行う ・経口で楽しみ程度に食事を味わっている．吸引をしながら行っているので，誤嚥はみられていない．今後の進行に伴い，味わうことも困難になる可能性があり，誤嚥性肺炎のリスクを考慮しながら，D さんがなるべく楽しめるよう支援していく

※参照：木田耕太，他（2021）：新たな総消費エネルギー量予測式に基づく ALS 患者への栄養療法の検討．日本神経筋疾患摂食嚥下栄養学会，1(2)：7-13，2021．／筋萎縮性側索硬化症（ALS）診療ガイドライン 2023.

4. 排泄・清潔

ワンポイント・アドバイス

全介助のため，環境に注意を払うとともに，長期臥床による影響と病状の進行に応じた対応が必要である．

・排尿は，床上にて尿器を使用．排便は，訪問看護前日に緩下剤，当日にグリセリン浣腸を使用して，週に 2 回（月・木）に行っている	・ALS では排尿障害は出現しにくいとされている．D さんは尿意があり，腰を軽く浮かせるため，コールで妻を呼び，妻の介助により尿器に排尿している．今後の長期

アセスメント項目と D さんの情報	D さんのアセスメント
	経過においては，進行に伴う排尿障害による残尿に注意が必要である．また，妻の負担も考慮し，状況に応じて夜間のおむつ使用も検討していく ・排便は，現在の方法で腹部不快もなくコントロールされている．今後は，ALS の症状および長期臥床による腹圧と腸蠕動の低下により，便秘が悪化する可能性がある ・人工呼吸器を使用しているため，呑気により胃や腸に空気やガスが大量貯留し，胃の膨満や腸管麻痺をきたす可能性がある．胃ろうからの注入前に必ず確認する ・床上排泄のため，環境に配慮し，保清に気をつける
・保清は訪問入浴を週に 2 回．清拭や整容，更衣は介助にて妻や訪問介護員，訪問看護師が適宜実施している	・保清は人工呼吸器を使用しているため，安全の確保に注意を払い，訪問介護員と連携としっかりとるようにする ・今後，進行に伴い開口障害の可能性がある．口腔ケアの方法や道具などを工夫し，訪問歯科の導入も検討する

5. 睡眠

ワンポイント・アドバイス

睡眠の妨げになる要因を最小限にする支援が必要である．

・退院後は排痰量が多く，夜間の吸引回数が頻回なこともあった．現在は，日中の排痰ケアにより，22 時の睡眠薬の注入以降は 1，2 回に落ち着き，良眠できている	・療養生活が落ち着き，体調も安定したことにより，夜間良眠ができている ・夜間の吸引は妻の負担になるため，夜間の吸引回数が増加しないよう，日中の排痰ケアを継続して行っていく必要がある ・入院中は不安も強く，環境的な要因もあり睡眠薬を導入した．現在も継続しているが，今後は，本人の状況や妻の負担に応じて，内服調整を医師に相談する

6. 運動・身体活動

ワンポイント・アドバイス

全介助であるため，廃用性症候群の予防と，症状の進行に応じた環境整備や調整が必要である．

・全身の筋力低下による寝たきり状態である．日常生活活動は主介護者の妻の手を借りて行っている ・平日の日中のケアは訪問介護員が行っている ・1 階のリビングに介護ベッドを置いている．自力での寝返りはできず，エアマットを使用している．日中はクッションなどを用いて座位を保持し，ギャッチアップ 60～70 度でテレビを見たり，パソコンをしたりして過ごしている ・コールはバルーン型のスイッチを右第二指で操作．もともと機械は得意で，パソコンは視線入力を用いて操作．SNS でやり取りしたり，歴史小説の電子書籍を読んだりしている	・全身の筋力低下による体動困難がある．ALS では褥瘡は生じにくいが，長期療養となるため，適切な体位調整とエアマット使用による褥瘡の予防と，廃用性拘縮の予防のためのリハビリテーションを継続する必要がある ・セッティングされれば，自分でパソコンを操作できる．妻がクッションや補助具を工夫して，D さんが活動しやすいように調整している ・今後の進行に伴い，現在のパソコン操作が困難になる可能性があり，OT と相談しながら対応していく必要がある

アセスメント項目と D さんの情報	D さんのアセスメント
・訪問リハビリテーションは，PT（関節可動域訓練など）週 2 回，OT（コミュニケーション機器の調整など）週 1 回	

7. 認知機能・知覚

> **ワンポイント・アドバイス**
>
> 進行や加齢に伴う影響や，合併症の出現に注意を払う必要がある．

アセスメント項目と D さんの情報	D さんのアセスメント
・現在 58 歳．認知機能に問題はない ・コールはバルーン型のスイッチを右第二指で操作．パソコンは視線入力で操作．SNS でのやり取りも行っている ・人工呼吸器を使用している	・認知機能は問題なく，パソコンはスムーズに操作できている ・パソコン操作は視線入力で，視覚に頼っているが，年齢的にも視力低下に注意が必要である ・人工呼吸器の長期使用による合併症として，滲出性中耳炎があるため，注意が必要である ・長期経過のなかで自律神経障害による体温調整機能が低下する可能性があり，注意が必要である

8. セクシュアリティ

> **ワンポイント・アドバイス**
>
> 全介助であるため，清潔ケアや排泄ケアにおける羞恥心を考慮する．

アセスメント項目と D さんの情報	D さんのアセスメント
・「排泄ケアを男性にあまりしてもらいたくない」との発言が聞かれる	・同性によるケアに慣れていないことによる発言と考えられる．今後，移動を支援するうえで，男性訪問介護員のかかわりは多くなると考えられるため，適宜，D さんの気持ちを確認する必要がある

9. 情緒・精神

> **ワンポイント・アドバイス**
>
> 現在の状況にくわえて，今後の進行や療養が長期になることをふまえる必要がある．

アセスメント項目と D さんの情報	D さんのアセスメント
・入院中は不安が強く，抗不安薬（エチゾラム）を 1 回 1 錠，1 日 3 回で内服していたが，退院後は落ち着き 1 日 2 回に減量している ・「生きがいは妻と娘であり，妻と在宅で生活ができることが一番の幸せである」と話し，半年後の娘の結婚式に列席できるよう準備を進めている	・ALS 特有の症状として，情動制止困難がみられることがある ・息苦しさや，気管切開に伴う不安が強く，内服薬が導入されたが，現在は落ち着いたため減量している．今後も病状や精神状態に応じた薬の調整を医師と相談していく ・精神面の安定により，前向きな発言や行動がみられている．今後も，精神面の安定に必要なケアを適切に提供するとともに，D さんの希望がかなうよう支援していく ・ALS は進行性の疾患であるため，今後の進行に対する不安はつねにあると考えられる．D さんの気持ちを適宜傾聴し，思いに寄り添う必要がある

アセスメント項目と D さんの情報	D さんのアセスメント

10．家族

> **ワンポイント・アドバイス**
>
> 在宅療養の要である，主介護者の妻の健康状態や介護負担を考慮することが重要である．

- 54 歳の妻との二人暮らし．娘（28 歳）は社会人で近隣に住んでおり，半年後に結婚する予定である
- 妻は，気管切開部からの吸引や人工呼吸器の管理を自分が担うことに重責を感じ，大きな不安をもっていた．しかし，D さんに対する「気管切開をして生きてほしい．在宅で一緒に過ごしたい」という思いから，娘の協力も得ながら積極的に退院指導を受けることにより，徐々に自信をつけ，手技を身につけていった．現在，手技は問題なく行えている．妻の健康状態に問題はないが，時折，疲労の訴えが聞かれる
- D さんの両親は他界している．妻の両親は隣市に住んでいて，健康状態に問題はない．買い物などの手助けはできるが，D さんのケアを手伝うのは難しい

- 妻は D さんを積極的に介護していて，理解力も問題ない．はじめは迷いを感じていたケアや不安であった吸引も現時点では問題なく行えている．また，近くに住んでいる娘や，買い物だけではあるが，妻の両親から協力を得られている
- 娘は半年後に結婚予定であり，今後は協力を得られにくくなると予想される
- 療養を長期に継続できるよう，妻の心身状態に注意を払うとともに，疲労が蓄積しないようケアを工夫することや，レスパイトケアや療養通所介護などの利用を検討する必要がある

11．社会との関係

> **ワンポイント・アドバイス**
>
> 全介助の状態であっても，D さんの意向を尊重し，可能にしていくことが重要である．

- ALS の進行に伴い，勤めていた電機メーカーを退職
- 気管切開をして人工呼吸器を装着することに対して迷いがあり，なかなか決められなかったが，医療職から何度も説明を受けたり，人工呼吸器を装着して生活している方を患者会から紹介してもらって話を聞きに行ったりするなど，夫婦で行動した
- パソコンは視線入力で操作し，SNS でのやり取りも行っている
- 野球好きの支援者との会話を，とくに楽しんで行っている

- ALS に罹患したことで D さんの社会環境は大きく変化した．そのなかでも D さんと妻は，患者会に話を聞きに行くなど積極的に行動していた．現在は，気管切開を伴う人工呼吸器を装着しているため，簡単には出かけられないが，SNS を利用して社会とのつながりをもっているようである．そのため，パソコンを問題なく使用できる療養環境の整備は重要である
- 人工呼吸器を使用しているため，災害時には緊急避難を要する可能性がある．近隣者や民生委員による協力を考える必要があり，D さんと家族の意向を確認しつつ，体制整備をはたらきかける必要がある
- 今後の体調に応じて，D さんと家族の意向を確認しながら，やりたいことを実現するための支援が重要である

アセスメント項目とＤさんの情報	Ｄさんのアセスメント

12. 地域の生活環境

> **ワンポイント・アドバイス**
>
> 人工呼吸器を搭載したストレッチャー型の車椅子で安全に移動できるか，移動先での対応が可能かどうかなどを確認する必要がある．

・Ｄさんが以前から希望していた外出に向けてリフトを導入した．リビングの掃き出し窓から外に出られるよう，庭にスロープを設置している	・Ｄさんの外出に対する思いは強く，車椅子を利用した外出を考慮した自宅改修がすでに行われている．Ｄさんの体調や家族，支援者の状況に応じて，日々の生活のなかに外出を取り込むようにし，外出に少しずつ慣れるようにしていく
・自宅は住宅街にある ・最寄り駅までの道路の状況や，駅構内の車椅子での移動方法などについては，まだ情報を得ていない	・鉄道などの公共機関を利用することで行動範囲を拡大できるため，最寄り駅までの道路の状況や駅での移動方法，他の移動手段の有無など，具体的な情報を得ておいてもらう必要がある
・自宅のある場所は，ハザードマップによると，洪水や土砂災害の影響を受けるリスクの高い地域ではない ・最も近い避難所は福祉避難所において，人工呼吸器を装着したＤさんへの対応が可能かは不明で，人工呼吸器のバッテリーを充電できる場所も不明である	・Ｄさんの自宅はハザードエリアではないが，避難することを考慮した災害時の対応を整えていく必要がある

13. 社会資源の活用

> **ワンポイント・アドバイス**
>
> 必要な支援を得るために，過不足なく社会資源を活用できているかをアセスメントする．

・第 2 号被保険者に該当するため，介護保険を利用している（要介護 5），身体障害 1 級 ・医療保険：難病の医療費助成制度 訪問診療：2 週に 1 回．呼吸管理，気管カニューレ交換，胃ろう管理，緊急時の対応など ・訪問看護（医療保険）：平日に 1 日 2 回 訪問看護師による人工呼吸器の管理，胃ろう管理，呼吸ケア，排泄ケア，緊急時の対応など 理学療法士による関節可動域訓練や呼吸リハビリなどを週に 2 回 作業療法士によるコミュニケーション機器の調整などを週に 1 回 ・呼吸器会社：人工呼吸器レンタル ・介護保険：訪問介護による身体介護を平日に 1 日 1〜2 回，訪問入浴（週 2 回），特殊ベッドとその付属品，エアマット，車椅子，リフトの福祉機器のレンタル ・障害者支援サービス：電気式たん吸引器，コミュニケーション機器などの福祉機器の利用 ・保健所保健師：療養相談，一時入院事業の利用（レスパイト入院），災害時への備え（個別避難計画の立案） ・医療機関より自家発電装置を借り受けている	・現在は落ち着いた状態であり，現状のサービスで問題ないと考えられる ・さまざまな制度を利用し，多くの支援者がいるため，支援者同士がしっかりと情報共有し，連携する必要がある ・今後は，ALS の進行状況や主介護者である妻の状況，家族役割の変化に応じて，介護支援専門員（ケアマネージャー）と協力しながらサービスを調整する必要がある ・保健所保健師とレスパイトなどの事業利用を相談したり，災害対策を協働して進めたりする必要がある．また，ふだんから保健師と連携し，必要時にすぐに相談できるようにしておく

自立した暮らし

> ### ワンポイント・アドバイス
> 全介助の状況であっても，D さん自身の意向や希望を尊重し，精神的な自立が維持できるよう支援することが重要である.

- D さんの意向を取り入れたケアを行うなど，希望をしっかりと確認し，D さんが主体的に自分の生活を調整できるよう支援することが重要である. 支援者間の情報共有をこころがけ，サービス利用が最適かを適宜アセスメントする必要がある
- D さんが自立した生活を送るには，主介護者である妻の役割が大きい. 妻が過度の負担を感じることのないよう，妻の思いも適宜アセスメントする必要がある

安全な暮らし

> ### ワンポイント・アドバイス
> 在宅で人工呼吸器を使用しているため，緊急時の体制整備が重要である.

- 人工呼吸器の管理には細心の注意が必要である. 訪問看護時には作動を確認し，緊急時にも落ち着いて適切な行動をとれるよう，妻や支援者にわかりやすく示す工夫が必要である
- 異常を早期発見できるよう，ふだんと異なることがあった場合には，どんなに些細なことでもすぐに看護師に相談してもらえる関係性を妻や支援者と確立するとともに，関係者が連携することが重要である
- 緊急時には，妻だけではなく支援者も適切な行動をとれるよう，定期的に訓練を実施する必要がある
- 人工呼吸器を使用しているため，災害時には緊急避難を要する可能性がある. 安否確認は訪問看護ステーションが行う. 自宅はハザードエリアではないが，保健所保健師や自治体に相談し，近隣者や民生委員による支援も整えておく必要がある

その人らしい暮らし

> ### ワンポイント・アドバイス
> 意思決定に影響した要因や，D さんと家族がイメージしていた気管切開後の生活を考慮しつつ，全介助の状態でも D さん自身ができることや楽しめることが実行できるよう支援する.

- これまでの生活が一変し，非常につらい思いをしたことが想像される. そのなかでも，気管切開を伴う人工呼吸器を使用しての生活を選択し，前向きに療養生活を送ろうとしている. その D さんと家族の思いを尊重した支援が必要である
- D さんは SNS などを楽しんでいる. OT と協力して，ALS が進行してもパソコンを使えるよう調整する必要がある
- 娘の結婚式に列席したいという希望をもち，そのための積極的な行動がみられている. 身体の安定に必要なケアを提供するとともに，安全に外出するための具体的な準備を多職種と連携しながら考える必要がある

今後の療養生活の方向性

- 生命に直結する人工呼吸器を使用しながらの在宅療養である. 呼吸器合併症を予防するために必要なケアを提供するとともに，安全に生活できるよう支援する必要がある. 現在は療養生活にも慣れてきて，少し余裕ができたと予想される. 感染予防の観点から厳守しなければならない事項や，緊急時の対応をあらためて確認する必要がある
- 体動困難で寝たきりであるDさんの ADL を支援するケアが適切に提供されるよう調整する. 今後，主介護者である妻は，24 時間緊張した状態で多くのケアを行う状況が長期に継続すると予想される. 妻の精神的ケアを行うとともに，疲労が蓄積しないよう，ケアの方法を工夫したり，レスパイトケアを取り入れたりする必要がある. また，ALS の進行に応じて必要なサービスを利用できるよう介護支援専門員と相談し，D さんと家族が希望している在宅療養を継続できるよう支援する
- D さんと妻が，気管切開をして在宅療養をすると意思決定したとき，その後の生活をどのようにイメージしていたか，やりたいことは何かを確認し，その希望に寄り添うことが重要である. 人工呼吸器の管理下でも希望を実現できる方法を検討し，D さんと妻の QOL を向上させる支援を展開する必要がある. まずは，半年後の結婚式に問題なく列席できるよう準備を進めていく

Dさんの関連図

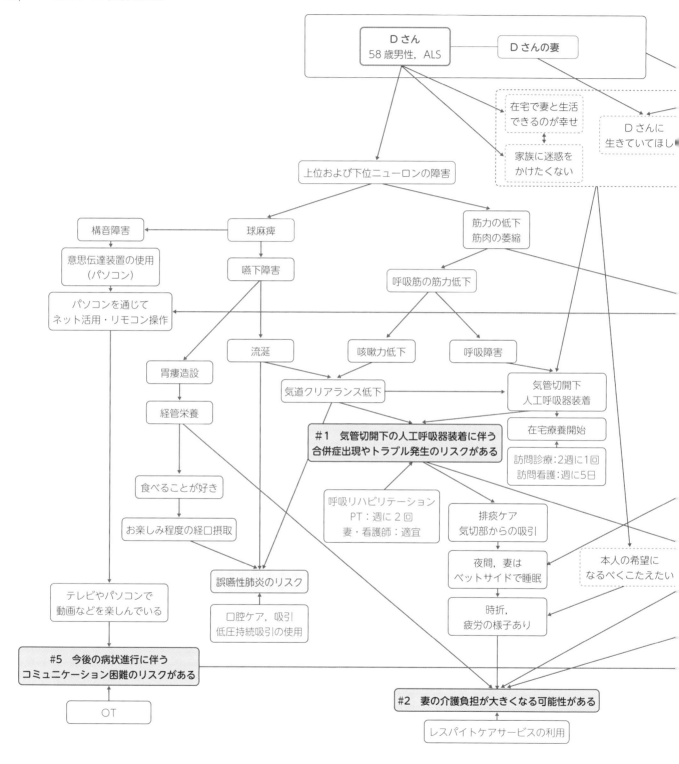

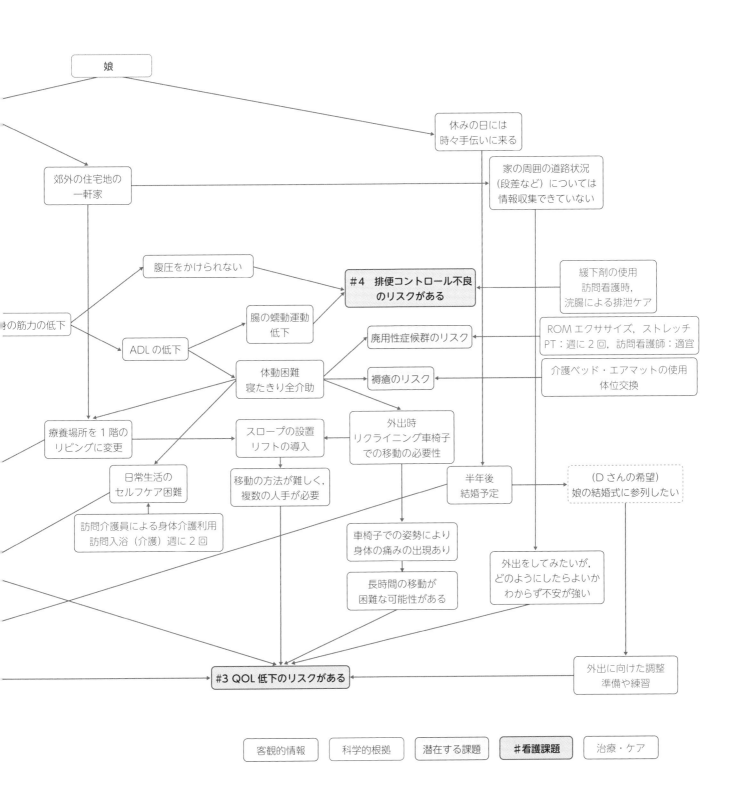

娘

休みの日には
時々手伝いに来る

郊外の住宅地の
一軒家

家の周囲の道路状況
（段差など）については
情報収集できていない

腹圧をかけられない

#4　排便コントロール不良
のリスクがある

緩下剤の使用
訪問看護時，
浣腸による排泄ケア

身の筋力の低下

腸の蠕動運動
低下

廃用性症候群のリスク

ROM エクササイズ，ストレッチ
PT：週に 2 回，訪問看護師：適宜

ADL の低下

体動困難
寝たきり全介助

褥瘡のリスク

介護ベッド・エアマットの使用
体位交換

療養場所を 1 階の
リビングに変更

スロープの設置
リフトの導入

外出時
リクライニング車椅子
での移動の必要性

半年後
結婚予定

（D さんの希望）
娘の結婚式に参列したい

日常生活の
セルフケア困難

移動の方法が難しく，
複数の人手が必要

訪問介護員による身体介護利用
訪問入浴（介護）週に 2 回

車椅子での姿勢により
身体の痛みの出現あり

外出をしてみたいが，
どのようにしたらよいか
わからず不安が強い

長時間の移動が
困難な可能性がある

#3 QOL 低下のリスクがある

外出に向けた調整
準備や練習

客観的情報　　科学的根拠　　潜在する課題　　#看護課題　　治療・ケア

✅ D さんの看護課題の明確化・優先順位の決定・看護介入のポイント

#1　気管切開下の人工呼吸器装着に伴う合併症出現やトラブル発生のリスクがある

　D さんは，ALS による筋力低下に伴う呼吸障害のため，気管切開術を施行し，人工呼吸器管理による在宅療養を開始してから半年以上が経過している．退院後は，本人も家族も慣れないことに困惑しつつも，支援者からのサポートを受けながら，療養を軌道に乗せることができている．呼吸状態は，人工呼吸器による換気により安定し，呼吸管理も適切に行われ，感染症を起こすことなく経過している．

　しかし，人工呼吸器使用によるさまざまな合併症は出現リスクが高い．D さんは気管切開下のため感染リスクが高いうえ，原疾患による咳嗽力の低下があるため，気道クリアランスの適切な支援を継続し，合併症の予防と早期発見，早期対応が非常に重要である．

　妻による吸引の手技に問題はなく，タイミングを適切に判断して行っている．また，口腔ケアもしっかりと行われている．呼吸リハビリテーションについても，D さんの病態から現在の方法を継続してよいと考えられる．しかし，今後，病状が進行する可能性があるため，適切な観察のもと，異常の早期発見に努めるとともに，迅速に対応できるよう，ふだんから家族や関係者と情報共有し，連携して動ける体制を整えておくことが重要である．また，必要に応じて，医師や理学療法士と相談し，リハビリテーションの内容変更や回数調整，排痰補助装置などの導入も考慮していく．

　D さんは，人工呼吸器を 24 時間継続して使用しているため，小さなトラブルでも生命の危機に直結する可能性がある．現在，人工呼吸器の作動確認や，災害やトラブル発生時の緊急対処の方法は決まっており，関係者間で共有している．今後は，定期的にそれらの内容を確認・更新すると同時に，いざというときに適切かつ迅速に行動がとれるよう訓練する必要がある．

　現在，療養も軌道に乗り，呼吸状態は安定しているが，合併症出現の可能性が高いこと，トラブルの発生は生命にかかわる問題となることから，優先順位は 1 位とした．

#2　妻の介護負担が大きくなる可能性がある

　D さんは，気管切開下の人工呼吸器を 24 時間使用しているため，人工呼吸器の作動確認とともに，適宜，吸引をする必要がある．また，経管栄養や水分，内服薬を，1 日 5 回，決められた時間に胃ろうから注入する必要がある．体動困難のため，整容や更衣，排泄などの ADL も全介助である．これらのケアは，訪問看護とともに，介護保険の訪問介護を利用しながら，妻が主体的に行っている．

　D さんの妻は，人工呼吸器を装着する前から ADL を介助してきたため介護に慣れており，吸引や医療機器の取り扱いについても入院中から積極的に取り組んできている．近くに住んでいる娘も，仕事が休みの週末は介護の手助けをしてくれ，介護上の問題は現時点ではとくにみられていない．しかし，24 時間体制で生命にかかわる多くのケアを行うという緊張状態が半年以上続いており，妻の疲労が蓄積していることが予想される．また，ALS 特有の症状である情動制止困難から，D さんにこだわりや怒りをコントロールできないなどの症状が出現する可能性もあり，妻の負担が増加することが予想される．娘は近々結婚するため，今後は，娘からの支援を得にくくなることが予想される．また，娘の結婚に向けて母親としての役割遂行への思いがあることも考えられる．

　現在，妻からは，時折，疲労の訴えが聞かれている．そのため，妻の負担が軽減するようケア内容を工夫したり，訪問看護利用時には妻が少しでも休めるよう声かけをしたりするとよいと考えられる．妻の疲労が蓄積していないか，適宜，確認すると同時に，つらさを一人でかかえ込まないよう精神的に支援していくことが重要である．また，在宅療養が長期に及ぶことを見据え，レスパイト入院や障害者支援サービスの重度訪問介護の利用についても妻や介護支援専門員と相談しながら検討していく．

　D さんは妻と在宅で生活できることが一番の幸せであると話している．療養生活は妻の存在により成り立っており，継続していくには妻への支援が必須であるため，優先順位を 2 位とした．

#3　QOL 低下のリスクがある

　　現在，退院から半年以上が経ち，療養生活が軌道に乗ってきているため，D さん本人の自己実現について考える余裕が出てきていると考えられる．気管切開をしての療養を選択するにあたり，D さんがしたいと希望していたことを実行でき，イメージしていた生活になるべく近づけるよう支援することが，前向きな療養生活を送るためには重要である．

　　D さんは，得意の機械工作でリモコンを改造するなどの工夫をしながら，自分でできることは自分で行うようにしてきた．今後も，作業療法士と連携しながら，可能なかぎり残存機能をいかし，QOL を維持・向上していけるよう支援する．

　　半年後に一人娘の結婚式がある．D さんは，生きがいは妻と娘であると話しており，娘の結婚式に参列することを強く希望している．その準備として，これまでにリフトが導入され，庭にはスロープが設置された．今後は，それらを利用して安全に外出できるよう，理学療法士や訪問介護員と連携しながら，機器や物品の調整や外出の練習を行っていく．また，無理なく安心して結婚式に参列するために必要な準備を多職種と連携しながら具体的に考えていく必要がある．

　　D さんの QOL 向上のための積極的なはたらきかけは必要であるが，身体状態の安定が不可欠で，安定した療養生活が前提となるため，優先順位は 3 位とした．

#4　排便コントロール不良のリスクがある

　　ALS による自律神経症状と長期臥床の寝たきり状態による腸の蠕動運動低下や，腹圧がかけられないことから，便秘のリスクが高い．現在は，緩下剤の使用と訪問看護師による排便ケアによりコントロールされているが，D さんの身体状態に応じて継続的に適宜調整していく必要がある．

　　現在はコントロールされており本人の訴えもないが，今後，発現する可能性が高いため，優先順位を 4 位とした．

#5　今後の病状進行に伴うコミュニケーション困難のリスクがある

　　ALS は進行性の疾患であるため，今後，D さんの身体状態が不安定になる可能性や，現在行っているコミュニケーション手段が利用できなくなる可能性がある．また，人によって進行に違いはあるが，今後，閉じ込め症候群になる可能性もある．コミュニケーション手段がなくなる本人や家族の不安は計り知れない．意思伝達力が維持できるよう進行に応じたコミュニケーション手段の変更や工夫を，作業療法士とともに行っていく必要がある．

　　現在，問題はないが，長期療養において ALS の進行に伴い出現する可能性があるため，優先順位を 5 位とした．

🧭 D さんの包括的目標

「人工呼吸器を使用しての安全な在宅療養生活を，D さんと家族の希望を実現させながら継続できる」

📝 D さんの看護計画

ここでは，#1 と #3 について看護計画を示す.

#1　気管切開下の人工呼吸器装着に伴う合併症出現やトラブル発生のリスクがある

目標　・合併症予防に必要なケアが行われることにより，安定した療養生活を送ることができる
　　　　・在宅における人工呼吸器管理が適切に行われることにより，安全な療養生活を送ることができる

OP（observational plan；観察計画）

全身状態	・血圧，脈拍 ・呼吸状態（呼吸苦の有無，呼吸数，呼吸パターン，換気量，気道内圧，胸郭の動き，Air 入り，雑音の有無） ・酸素飽和度（SpO$_2$ 値），血行動態（末梢冷感，皮膚の色，浮腫の有無，尿量） ・感染兆候（体温，喀痰の量・性状，気管切開部の状況） ・その他の合併症の有無（滲出性中耳炎，呑気やイレウスなどの腹部症状，消化管出血など）
人工呼吸器の作動	・設定値の確認 ・作動状況，アラームの確認 ・回路の状況，接続部の確認，加湿状況
妻の状況	・人工呼吸器の取り扱い ・吸引の手技，タイミング ・環境整備状況，呼吸ケアの実施状況 ・妻の心身の状況

TP（treatment plan；援助計画）

・気管切開部の管理，カフ圧の確認
・呼吸リハビリテーション，排痰ケア（体位ドレナージ，必要時に排痰補助装置を用いた排痰誘導）
・誤嚥防止の援助（口腔ケア，低圧持続吸引の管理，カフ圧管理，経管栄養時の体位の工夫）
・環境整備（温度，湿度の調整，ほこりの除去）
・D さん，妻に対する精神的ケア
・人工呼吸器使用下でのケアを安全に行う工夫，統一したケアの提供

EP（educational plan；教育計画）

[D さんに対して]
・異常が早期発見できるよう，とくに気をつける症状を知っておいてもらう
・機械が得意であり，人工呼吸器にも興味を示していることから，その作動について適宜伝えていく
[妻に対して]
・次の項目について，知識と手技を確認する
・人工呼吸器と吸引器の管理方法
・排痰ケア，気管切開部からの吸引の手技，吸引のタイミング
・身体の観察事項，異常の理解と異常時の対応方法，蘇生バッグの使用方法
・外部バッテリーの準備，充電の確認，災害時用発電装置の作動確認
[緊急時の対応と支援体制の構築]
・緊急時の連絡方法を確認し，対応方法を関係者間で共有する
・緊急時に 24 時間体制での往診可能な医療機関名と連絡先
・緊急時に入院可能な医療機関への連絡方法
・緊急時に訪問可能な支援機関への連絡方法と時間帯（訪問看護，訪問介護，介護支援専門員），搬送が必要な場合の対応方法
・医療機器供給会社の 24 時間対応可能な連絡先

CP（collaboration plan；共同計画）

[医師との連携]
- 身体状態を定期的に報告し，検査データを共有する
- 病状に応じた排痰ケア（水分摂取量の調整や去痰薬の使用）を医師に相談，確認する
- 異常時の報告や対応方法を確認しておく

[他の支援者との連携]
- 娘との連携
 ……主介護者である妻をフォローできるよう，娘本人，そして，Dさんと妻の意向に応じて，副介護者としての役割が担えるよう知識や手技を説明する（ただし，娘は近々結婚し，家庭をもつことに留意する）.
- 訪問介護員への確認
 ……Dさんや妻にふだんと異なる様子や，気になることがある場合には，訪問看護師に連絡するよう依頼する.
 緊急時の対応方法について説明し，対応できるよう依頼する
- 関係職種との情報共有
 ……連絡ノートやICTの利用. 状況に応じて電話連絡する. サービス担当者会議を活用する.
- 災害時個別避難計画の作成
 ……避難計画を関係者と共有し，災害時の安否確認の方法や，避難先および避難方法を確認する.
 （関係者：地域主治医，介護支援専門員，訪問介護員，保健所保健師，自治体の防災課，民生委員，近隣の住民，人工呼吸器会社，消防署，電力会社）
 災害時用物品を準備し，使用方法を確認する（とくに充電器は定期的に充電状況を確認する）.
 停電時のシミュレーションや訓練を実施する.

[評価の視点]
　訪問時に着実に呼吸ケアを行い，合併症の予防に努めるとともに，異常を早期に発見することが重要である.
　とくに，進行性の疾患であることを考慮して呼吸状態を確認することが必要である. これらの症状の管理や対応がしっかりと行えているか，そして，本人だけでなく，多くの役割を担う妻を支えられているか，多職種間での連携がとれているか，が評価の視点となる.

#3　QOL低下のリスクがある

目標　・Dさんが希望している外出（半年後の娘の結婚式への参列）を安全にすることができる

OP（observational plan；観察計画）

全身状態
- 呼吸状態
- 循環状態
- 頭部，四肢の可動範囲，移動時の状況
- 皮膚の状況（車椅子乗車時の圧迫部）

TP（treatment plan；援助計画）

[外出に向けた準備]
- 外出用の車椅子の準備，工夫
 ……人工呼吸器や吸引器を搭載できる.
 リクライニング（背もたれの角度が変わる）やチルト機能（座っている角度のまま全体の角度が変わる）を調整する.
 クッションや座位補助装置などを利用して，身体への負担を最小限にとどめる.
 ※介護保険ではレンタルが基本となるが，人工呼吸器を搭載できる車椅子はオーダーメードが多くなるため，身体障害者

　　　　　　手帳を利用した補装具費の支給を利用する場合が多い.
・移動方法の工夫
　……現在は自発呼吸があるため, 数分であれば人工呼吸器からの離脱が可能である (離脱時間に注意する).
　　　移動に伴う人工呼吸器回路の牽引や抜去などのトラブルに注意する.
・移動時の使用物品の工夫
　……D さんの体重, 頭部の固定状況, 療養部屋の広さ (ベッドと車椅子の設置位置), 介助者の人数などから, D さんに最も
　　　適した移動方法 (バスタオルの平行移動, スライディングボードやシート, リフトの使用などの必要性) を判断する.
　　　　→　CP (共同計画) に記載
[外出に向けた練習]
・車椅子の長時間利用に慣れるよう, 少しずつ乗車時間を長くする
・散歩を組み入れたリハビリテーションなど, 外出機会を設ける
　……必要物品の確認, 車椅子への固定の工夫, 段差への対応など, 慣れていくようにする.

EP (educational plan ; 教育計画)

[D さん, 妻に対して]
・外出に伴うトラブル発生の可能性を知ってもらい, 事前準備の重要性を理解してもらう

CP (collaboration plan ; 共同計画)

[D さんとの連携]
・外出に対する思い, 意向および希望, 心配なことや不安なことがないか
[妻と娘との連携]
・移動手段の検討や必要物品の確認など, 必要な情報提供をし, 具体的に考えられるよう支援する
　……往復の移動手段の確保, 前日に移動する処置や当日の流れを確認する
　　　必要物品をリスト化する
　　　外出時のトラブル対応や, 急変時の対応方法を確認する
・娘の結婚式に参列できるよう, 娘と協力して結婚式会場における対応を確認してもらう
　……バリアフリー状況, 電源確保の方法, 処置などを行うための個室もしくはスペースの確保
[医師との連携]
・外出が可能な身体状況であるかを相談し, 判断する
・外出中の急変時に病院を受診する場合の紹介状を依頼する
[理学療法士との連携]
・ベッドから移動する最善の方法について工夫, 調整する
・関節可動域訓練やクッション, マットレス, 車椅子の調整により, 長時間の車椅子利用で苦痛がないよう工夫する
[作業療法士との連携]
・外出時の意思伝達装置をセッティング・調整する
[訪問介護員との連携]
・同行予定の訪問介護員に, 車椅子の使用方法や, 物品が積載されている状態の車椅子の操作に慣れてもらうよう支援する
・移動や外出に伴うリスクや外出時にとくに注意すべき必要な観察事項を伝える
・トラブル時や急変時の対応について相談し, 方針を共有する

[評価の視点]
　D さんと妻が外出できるよう, 日々の身体状態が安定するために必要なケアを提供しつつ, 多職種と連携しながら, 外出に必要な準備を進めていくことが重要である. 安全な方法で安心して外出できるよう, 身体管理とともに, トラブル時の対応も含め, 関係者の意思が統一され, チームワークをとれているかが評価の視点となる.

🎁 D さんの事例の意味

　人工呼吸器という生命に直結する機器を，24 時間，自宅で使用しているため，家族はつねに緊張した状態にあります．このような医療依存度の高い最重度の療養者が，問題なく，安心して在宅で生活するには，看護師の役割が非常に大きいといえます．とくに，ALS（筋萎縮性硬化症）は身体的活動が制限される療養が長期に及ぶなかで徐々に進行していく疾患です．身体は自立していなくても，D さんの意思を尊重し，尊厳が損なわれないよう支援していくことが重要です．また，疾患の特性として，こだわりが出現することが多くみられます．ALS ならではの難しさを理解しつつ，妻の負担を軽減するとともに，支援者も負担を感じすぎることがないよう，連携して支援していくことが大切です．

　そして，日々の生活を問題なく送ることだけでもたいへんだからこそ，本人や家族が前向きに療養生活を送れるようなはたらきかけが重要といえます．今回は，気管切開をする選択をされた要因にもなった，生きがいである娘さんの結婚式に参列したいという希望を実現させることが，そのひとつでした．D さんは，問題なく結婚式に参列することができ，いまは，次の外出先として，お花見に行くことを考えています．

家族の生活継続も大切であり，在宅療養の継続困難が予想されるEさん

👤 E さんの紹介

　E さんは 62 歳男性．Ⅱ型糖尿病とアルツハイマー型認知症に罹患しており，要介護 1，認知症高齢者の日常生活自立度判定基準Ⅱa，障害高齢者の日常生活自立度判定基準 J-2 である．今日が何日かわからない．服薬を自己管理できないため，兄が週 4 回（月・水・金・日）の血糖測定とインスリン（トレシーバ®）投与，1 日 3 回の内服を管理してくれているが，兄も忘れてしまうことが多い．E さん本人の服薬記憶はあいまいで薬の残数が合わない．

　45 歳で糖尿病を発症し，通院治療していた．現在は月 1 回，兄が付き添って自宅近くの内科クリニックを受診している．糖尿病の治療で通院していたクリニックの医師が，年齢のわりに受け答えがしっかりしていないことや理解力のなさに違和感をもち，認知症の検査を実施したところ，アルツハイマー型認知症であることがわかった．健康管理やインスリン注射ができないため，介護保険を申請し，同時に訪問看護が開始された．

——看護師訪問時のバイタルサイン

　体温 36.5℃，脈拍 83 回/分整脈，呼吸数 80 回/分副雑音なし，SpO₂ 97％，血圧 128/78 mmHg，血糖値 150 mg/dL（2 時間前に菓子パンを食べている）．16 時に訪問しているが，朝と昼の内服薬が飲まれずに残っている．2 週間前のクリニック受診時，HbA1c は 6.8％であった．

——服薬内容

　トレシーバ®：週 4 回（月・水・金・日）朝に 1 回 18 単位を皮下注射，エクメット®配合錠 HD：1 日 2 回，1 錠内服，ボグリボース OD 錠 0.2 mg：1 日 3 回食前に 1 錠内服，メトグルコ®250 mg：1 日 3 回食前に 1 錠内服，ミルタザピン 30 mg：就寝前に 1 錠内服，アリセプト®錠 5 mg：朝に 1 錠内服，マグミット®錠 200 mg：便秘時に 2～3 錠内服

🗒 E さんの情報

[家族構成・家族状況]

　結婚歴なし．未婚の兄（66 歳）と未婚の弟（58 歳）との三人暮らし．他県で一人暮らしをしていたが，5 年ほど前に実家に戻り，同居している．弟の協力はない（洗濯をしてくれていた時期もあった）．兄は仕事（大工）で日中は不在のことが多い．弟は会社員で 7 時から 19 時頃まで不在．両親はすでに死亡している．

[生活歴]

　地元の高校を卒業後，他県の企業に就職し，自動車製造関係の仕事をしていた．50 代後半でリストラに遭って失業し実家に戻った．実家に戻ってからしばらくは兄の大工の手伝いをしていたが，現在はしていない．

[経済状況]

　1 カ月約 20 万円の厚生年金を受給している．年金が入る口座のキャッシュカードを使うことができ，ATM から現金を引き出している．定期預金も持っているが，引き出せない．

[利用サービス]

　訪問看護：週に 3 回（月・水・金，1 時間）．介護保険で利用している．

　※朝一番か夕方最後に訪問する．カレンダーに訪問日を記載しても，忘れて散歩に行ってしまうことがある

※要介護 1 であるが，他の介護保険サービスは利用していない

[生活状況]

　訪問看護が開始された当初，E さんが一人でコンビニへ行き，菓子やジュースを購入して間食していたため，E さんと兄に血糖コントロールについて指導した．その後，「兄さんに怒られるから食べていない」と話すようになったが，最近は菓子の空袋が部屋に散乱するようになった．

　服薬カレンダーに訪問看護師が配薬している．E さんは好きな所から取り出して服薬するため，服薬状況を把握できず，しばらくは兄が援助していたが，最近は兄の援助はほぼない．毎回千円札で買い物をするので，つり銭の硬貨が部屋にかなり貯まっている．部屋の片づけ，衣類の整理ができず，部屋には菓子の空袋が散乱し，衣類は山積みになっている．

　昼食は，コンビニでおにぎりやパンを購入して食べているようだが，食べたことを忘れることもある．訪問看護師の訪問があることを忘れ，訪問時に不在（散歩に出かけている）のときがある．時計の針が読めなくなっている．

　1 日 1 万歩を目標に散歩しており，履き古した靴の底がめくれ，右足に潰瘍ができたことがある．訪問時にフットケアを実施し，潰瘍は 2 週間ほどで治癒した．

　便秘傾向があり，下剤を服用している．便失禁することがあるため，リハビリパンツを履いている．尿意はあり，排尿は 1 日 10 回程度で何とか間に合っている．便失禁があると兄からひどく叱られるようで，「兄さんは怖い」と言うことがある．

　入浴は自立しており，ほぼ毎日 21 時頃に入浴する．朝食後と夕食後には歯磨きをしている．便失禁の際は下半身シャワーを浴びており，汚染した衣服は自分で洗うが，兄に手伝ってもらうことが多い．便失禁の際，兄は E さんに怒鳴ることがある．

　23 時頃にミルタザピンを内服して就寝し，朝は 8 時頃に起床する．10 時頃まで寝ていることもある．

　自宅周辺は，長く居住している人が多く，コンビニやクリニック，スーパーなどが徒歩圏内にある．最寄り駅まではバスで 20 分程度である．

[兄弟の様子]

　E さんが同居する前から，兄と弟は一緒に食事をすることがなかった．弟が E さんにかかわることは少ないようで，訪問時には不在で会ったことがない．朝食と夕食は兄が準備するが，E さんの病気への理解が乏しいと感じられる．訪問看護が開始された当初は，兄が服薬などを介助していたが，現在は忘れることが多くなった．インスリン注射と受診には付き添っている．E さんの施設入所は考えていないようである．近所付き合いは多くはないものの，近所とのトラブルはない様子である．

[E さんの希望]

　ゆるやかではあるが認知機能の低下が進んでおり，セルフケアがますます難しくなっている．訪問看護以外のサービス利用は考えていない．自宅でこのまま生活したいが，兄弟に迷惑がかかることは気にしている．「これ以上迷惑をかけると，兄さんも仕事ができなくなるから困る」と話すことがある．

E さんのアセスメントの展開

アセスメント項目と E さんの情報	E さんのアセスメント

1. 健康問題

> **ワンポイント・アドバイス**
>
> 認知機能低下が進んでいるため，内服や食事の自己管理が困難であり，糖尿病による神経障害も現れている．

アセスメント項目と E さんの情報	E さんのアセスメント
・Ⅱ型糖尿病，アルツハイマー型認知症，認知症高齢者の日常生活自立度判定基準Ⅱa，障害高齢者の日常生活自立度判定基準 J-2，今日が何日かわからない ・服薬を自己管理できないため，兄が介助しているが，兄も忘れることが多い．本人の服薬記憶はあいまいで薬の残数が合わない ・便失禁することがあり，リハビリパンツを履いている ・年金が入る口座は ATM から現金を引き出せるが，定期預金は引き出せない ・部屋の片づけ，衣類の整理ができず，部屋には菓子の空袋が散乱し，衣類は山積みになっている．毎回千円札で買い物をするため，つり銭の硬貨が部屋にかなり貯まっている	・E さんはⅡ型糖尿病であり，インスリン（トレシーバ®）の皮下注射と，糖尿病治療薬の内服（メトグルコ®，ボグリボース，エクメット®）で血糖値をコントロールしている．インスリンは週に 4 回，兄が皮下注射してくれるが，内服薬は飲み忘れがあり，今回の訪問日は朝昼とも内服できていない．また，菓子の空袋が部屋に散乱しており，食生活の乱れがある．訪問時の血糖値は 150 mg/dL，2 週間前のクリニック受診時の HbA1c は 6.8％であり，血糖値を適切にコントロールできていない
・45 歳で糖尿病を発症し，通院治療していた．現在は月 1 回，兄が付き添って自宅近くの内科クリニックに通院している ・兄は週 4 回（月・水・金・日）の血糖測定とインスリン投与，1 日 3 回の内服治療を管理してくれているが，兄も忘れてしまうことが多い ・1 日 1 万歩を目標に散歩するため，履き古した靴の底がめくれ，右足に潰瘍ができたことがある．訪問時にフットケアを実施し，潰瘍は 2 週間ほどで治癒した ・トレシーバ®：週 4 回（月・水・金・日）朝に 1 回 18 単位を皮下注射，エクメット®配合錠 HD：1 日 2 回 1 錠内服，ボグリボース OD 錠 0.2 mg：1 日 3 回食前に 1 錠内服，メトグルコ® 250 mg：1 日 3 回食前に 1 錠内服，アリセプト®錠 5 mg：朝に 1 錠内服 ・訪問看護時のバイタルサイン：体温 36.5℃，脈拍 83 回/分整脈，呼吸数 80 回/分副雑音なし，SpO₂ 97％，血圧 128/78 mmHg，血糖値 150 mg/dL（2 時間前に菓子パンを食べている）．16 時に訪問しているが，朝と昼の内服薬が飲まれずに残っている．2 週間前のクリニック受診時，HbA1c は 6.8％であった	・1 日 1 万歩を目標に散歩しており，運動療法は頑張って継続できている ・右足に潰瘍ができたのは，糖尿病による神経障害があるためと考えられる．糖尿病による神経障害は，高血糖による神経細胞の変化，動脈硬化からくる神経細胞への血流不足により生じるもので，足から始まる．高血糖による好中球機能や免疫反応の低下などにより感染しやすくなるが，痛みを感じる神経が障害されていることで症状に気づきにくく，感染の発見が遅れる ・今後もとくに足の創傷と感染には注意が必要である．認知機能が低下しているため，足の変化に気づいても言葉で的確に伝えることが難しいことも考えられる ・アルツハイマー型認知症では，脳の神経細胞の減少に伴い，記憶障害，見当識障害などの認知機能障害がゆっくりと進行し，患者の約半数が発症から 2〜8 年で寝たきりになるといわれている．E さんはアリセプト®が処方されてはいるが，飲み忘れもあり，認知症は徐々に進行すると考えられる

アセスメント項目と E さんの情報	E さんのアセスメント

2. 価値・意思決定

> **ワンポイント・アドバイス**
> 特定の強い希望はないようだが，現在の生活を継続したいというささやかな希望はある．

- 結婚歴なし．未婚の兄（66 歳）と未婚の弟（58 歳）との三人暮らし．地元の高校を卒業後，他県の企業に就職し，自動車製造関係の仕事をしていた．50 代後半でリストラに遭って失業し実家に戻った．実家に戻ってからしばらくは兄の大工の手伝いをしていたが，現在はしていない

- E さんは仕事が忙しく出会いがなかったのか，他人と生活を継続することが苦手であったのか，未婚である．兄弟全員が未婚であり，生い立ちが影響しているのかもしれない．50 代後半でリストラされて実家に戻っているが，自分の家庭があれば，妻や子どもなど家族の精神的な支えがいまよりは強かったと思われる

- 1 カ月約 20 万円の厚生年金を受給している
- ゆるやかではあるが認知機能の低下が進んでおり，セルフケアがますます難しくなっている．訪問看護以外のサービス利用は考えていない

- 約 20 万円の年金受給があり，実家での療養生活を継続できる．現在は訪問看護以外のサービス利用を考えていないが，とくに認知機能の低下が進んだ場合，仕事もしている兄の介護だけで療養生活を継続するのは難しくなると思われるため，サービスの調整が必要になるだろう

3. 食事・栄養

> **ワンポイント・アドバイス**
> 認知機能が低下しているため食事管理は難しい．不規則な生活になると，食事はさらに不規則になりやすい．

- Ⅱ型糖尿病，アルツハイマー型認知症，認知症高齢者の日常生活自立度判定基準Ⅱa
- 朝食と夕食は兄が準備する．昼食は，コンビニでおにぎりやパンを購入して食べているようだが，食べたことを忘れることもある
- 45 歳で糖尿病を発症し，通院治療していた．現在は自宅近くの内科クリニックを受診している
- 部屋に菓子の空袋が散乱している
- 1 日 1 万歩を目標に散歩しており，右足に潰瘍ができたことがある
- 23 時頃に睡眠薬を内服して就寝し，朝は 8 時頃に起床する．10 時頃まで寝ていることもある

- 朝食と夕食には兄の作った食事があるが，昼食にはコンビニでおにぎりやパンを購入し，また部屋には菓子の空袋が散乱していることから，日中は炭水化物や脂肪に偏った食生活となっていることがうかがえる
- 10 時頃まで寝ていることもあり，食事が不規則となりやすい．Ⅱ型糖尿病であり，このような食生活で血糖値をコントロールするのは困難である
- 右足に潰瘍ができたことから，足の神経障害は進んでいる

4. 排泄・清潔

> **ワンポイント・アドバイス**
> 便秘で下剤を内服しているが，認知機能が低下しているため便失禁もあり，問題と感じている．

- アルツハイマー型認知症．認知症高齢者の日常生活自立度判定基準Ⅱa．62 歳男性
- 1 日 1 万歩を目標に散歩している
- 便秘傾向があり，便秘時には下剤を内服している．便失

- アルツハイマー型の認知症であり，認知機能は徐々に低下しているが，1 日 1 万歩を目標に運動療法を継続している．しかし，加齢に伴って大腸のぜん動運動が低下し，弛緩性便秘となっていると考えられる

アセスメント項目とEさんの情報	Eさんのアセスメント
禁することがあり，リハビリパンツを履いている．便失禁があると兄からひどく怒られるようで，「兄さんは怖い」と言うことがある	・下剤の内服で対処しているが，便失禁することがあるのは機能性の便失禁となっているのであろう．リハビリパンツを履いて対処しているが，便失禁を兄に叱られるのはEさんにとってつらい状況である．できるだけ失禁しないような排便コントロールを支援する必要がある
・尿意はあり，排尿は1日10回程度で何とか間に合っている	・排尿回数がやや多めで，年齢から前立腺肥大があると思われるが，現在は尿意があり失禁はみられていないため，様子をみる
・入浴は自立しており，朝食後と夕食後には歯磨きをする ・便失禁の際は下半身シャワーを浴びている．汚染した衣服は自分で洗うが，兄に手伝ってもらうことが多い	・日々の保清は自立しているが，便失禁はEさんにとって冷静に対応できない困難なことである．兄の支援があるが，失禁しないよう排便コントロールの必要がある

5. 睡眠

> **ワンポイント・アドバイス**
> 不規則な生活は認知機能が低下している兆候であり，糖尿病の進行にもつながる．

・23時頃にミルタザピンを内服して就寝し，朝は8時頃に起床する．10時頃まで寝ていることもある	・睡眠薬を内服し，朝8時頃に起床するという比較的規則正しい生活を送ることができている．10時頃まで寝ている日があるが，生活が不規則になると定期的な服薬がさらに難しくなる ・不規則な生活は，認知機能の低下が進行している兆候でもある．起床時刻，睡眠状況を観察していく
・1日1万歩を目標に散歩している	・1日1万歩の散歩を継続できていることは，適度な活動によって質の高い睡眠をとるための良い習慣である

6. 運動・身体活動

> **ワンポイント・アドバイス**
> 1日1万歩を目標に散歩を頑張っていることは，Eさんの強みである．

・1日1万歩を目標に散歩している	・糖尿病の運動療法として1日1万歩を目標に散歩を頑張っており，認知機能が低下して日常生活に刺激が少ないEさんにとって大切な身体活動となっている
・アルツハイマー型認知症．認知機能の低下が進み，セルフケアがますます難しくなっている	・徐々に認知機能が低下していることから，今後，見当識障害により道に迷うことも考えられ，一人で散歩できなくなる可能性がある

7. 認知機能・知覚

> **ワンポイント・アドバイス**
> 徐々に進行する認知機能の低下にあわせて支援を工夫する．

・アルツハイマー型認知症．認知症高齢者の日常生活自立度判定基準Ⅱa．障害高齢者の日常生活自立度判定基準	・アルツハイマー型認知症でアリセプト®を服用しているが，認知機能の低下は徐々に進行している．服薬管

アセスメント項目と E さんの情報	E さんのアセスメント
J-2. アリセプト® が処方されている • 今日が何日かわからない．服薬を自己管理できない．本人の服薬記憶はあいまいで薬の残数が合わない．便失禁することがあり，リハビリパンツを履いている．年金が入る口座は ATM から現金を引き出せるが，定期預金は引き出せない．部屋の片づけ，衣類の整理ができず，部屋には菓子の空袋が散乱し，衣類は山積みになっている．毎回千円札で買い物をする．食べたことを忘れることがある	理，金銭管理，整理整頓は難しく，なんとか生活できているものの，生活への支援が必要である
• 訪問看護師の訪問があることを忘れ，訪問時に不在（散歩に出かけている）のときがある．時計の針が読めなくなっている	• 記憶障害，見当識障害により訪問看護師の訪問も忘れるようなので，訪問直前に電話連絡するなど E さんにあわせて支援の方法を工夫する必要がある

8. セクシュアリティ

> **ワンポイント・アドバイス**
>
> 日中独居の成人男性宅への支援であり，女性の訪問看護師が一人で訪問することの安全性に留意する必要がある．

• 62 歳男性．結婚歴なし．アルツハイマー型認知症．日中独居	• E さんは認知機能が低下しているとはいえ成人男性であり，女性の訪問看護師が一人で訪問する際には気をつける必要がある

9. 情緒・精神

> **ワンポイント・アドバイス**
>
> もともとの性格と認知機能の低下が相まって感情表現が少ないが，症状が徐々に進行するなかで情緒が不安定になることもある．

• 便失禁することがあり，リハビリパンツを履いている．便失禁があると兄からひどく叱られるようで「兄さんは怖い」と言うことがある．「これ以上迷惑をかけると，兄さんも仕事ができなくなるから困る」と話すことがある	• 認知機能が徐々に低下しているため，表現はしないものの，時に大きな不安を感じていると考えられる．また，もの忘れや理解力，判断力の低下を感じながら兄弟の支援を得てなんとか生活しているなかで，兄に叱られることは E さんの情緒を不安定にしていると考えられる

10. 家族

> **ワンポイント・アドバイス**
>
> 兄弟として介護してやりたい気持ちはあるが，家族自身の生活もあり，E さんの介護を生活の中心に据えることはできない．

• 未婚の兄（66 歳）と未婚の弟（58 歳）との三人暮らし．E さんが同居する前から，兄と弟は一緒に食事をすることがなかった．弟が E さんにかかわることは少ないようで，訪問時には不在で会ったことがない	• 成人の未婚兄弟三人の家族である．それぞれ生活してきた者がここでまた三人になった．標準的な家族としてのライフサイクルではないため，個々の発達とこの出生家族のなかでの家族関係で考える
• 兄は仕事（大工）で日中は不在のことが多い．弟は会社員で 7 時から 19 時頃まで不在	• 三人とも成人男性であり，社会の一員として職業につき，生活のための収入を得ることができている．自分の家族

アセスメント項目と E さんの情報	E さんのアセスメント
・朝食と夕食は兄が準備はするが，E さんの病状への理解が乏しく，本人任せにしていることが多い ・訪問看護が開始された当初は，兄が服薬などを介助していたが，現在は忘れることが多くなった．インスリン注射と受診には付き添っている ・E さんの施設入所は考えていないようである．E さんは「これ以上迷惑をかけると，兄さんも仕事ができなくなるから困る」と話すことがある	をもつことはできなかったが，同じ両親のもとで育ち，考え方はわかり合えるものもあり，お互いを大切に思う気持ちはあるだろう．子どもの頃の思い出は，兄弟の絆を強くすると考えられる ・E さんの言動からは，これ以上兄弟に頼らないほうがいいという思いや遠慮が感じられる ・兄弟は，E さんを看てあげたいと思いつつ，生活を継続するために仕事も大切であり，介護に十分な時間と労力をかけることができない

11. 社会との関係

ワンポイント・アドバイス

公的な支援者が大切な社会関係の一部になっている．

・62 歳男性．地元の高校を卒業後，他県の企業に就職し，自動車製造関係の仕事をしていた．50 代後半でリストラに遭って失業し実家に戻った．実家に戻ってからしばらくは兄の大工の手伝いをしていた．現在はしていない	・高校卒業後，他県で過ごしていた E さんにとって，実家に戻ってからの関係者は多くはないと思われる．医師，訪問看護師などの公的支援者が，療養生活にとって大切な社会関係の一部となっている
・E さん家族は，近所付き合いは多くはないものの，近所とのトラブルはない様子である	・成人男性の三人暮らしであり，近所付き合いは多くはないが，トラブルはない様子であり，コミュニティのなかで静かに生活することができている

12. 地域の生活環境

ワンポイント・アドバイス

療養者となった E さんが生活しやすい環境であるかをアセスメントする．

・自宅周辺は，長く居住している人が多く，コンビニやクリニック，スーパーなどが徒歩圏内にある．最寄り駅まではバスで 20 分程度である ・月 1 回，兄が付き添って自宅近くの内科クリニックを受診している ・1 日 1 万歩を目標に散歩している	・実家周辺は生活するには便利な環境と思われる ・糖尿病の運動療法として 1 日 1 万歩を目標に散歩している E さんにとって安全な環境であろう

13. 社会資源の活用

ワンポイント・アドバイス

今後を予測し，症状が進行した場合の社会資源の活用を検討する

・月・水・金に 1 時間の訪問看護を介護保険で利用している ・月 1 回，兄が付き添って自宅近くの内科クリニックを受診している ・要介護 1 だが，訪問看護以外の介護保険サービスは利用していない	・現在，介護保険で訪問看護を利用している ・認知機能の低下により日常生活に多くの支援が必要になってきているため，訪問介護を利用することも有効と思われる．E さんはまだ利用を考えていないが，必要と感じてきたときには時機を逃さずに情報提供する ・認知機能がさらに低下した場合，自宅で療養生活を継続することは難しくなるであろう

自立した暮らし

ワンポイント・アドバイス

認知機能の低下が進むことで生活は変化し自立が困難になってくる．身体的，精神的，経済的自立についてアセスメントする．

- 認知機能の低下により日常生活の多くに支援が必要になってきている．糖尿病でインスリン治療もしているが，食生活は不規則で偏食があり，自己管理は困難である．アルツハイマー型認知症の症状は徐々に進行するため，今後はさらに生活への支援が必要になる．また，症状進行に伴い，どのような生活を送りたいか，E さんの意思を適宜確認していくことが，意思決定への支援となる
- 約 20 万円の年金を受給しており，経済的には自立できている．しかし，いまも定期預金を引き出せず，認知機能がさらに低下することで，経済的自立も困難になると考えられる．資産を家族に託しその管理・処分を任せる，家族信託という制度があるが，信託契約の当事者（E さん）が判断能力を失っているとみなされる場合は契約行為ができない．そのため，E さんと家族に，早めに資産を管理する方法について情報提供し，対応してもらうほうがよい

安全な暮らし

ワンポイント・アドバイス

認知機能の低下があるため日中独居の時間が心配である．在宅での暮らしは，他人を欺き被害を与えるような怪しい人間から守られてはいない．

- 兄弟との三人暮らしをしているが，日中は E さん一人で過ごしている．認知機能の低下が進み金銭管理も難しい E さんは，押し売りなどの詐欺被害に遭う可能性が高く，注意が必要である

その人らしい暮らし

ワンポイント・アドバイス

一人暮らしが長かった E さんが，独身の兄弟との三人暮らしとなった．標準的な家族で考えるのではなく，これまでの生活をふまえてその人らしさをアセスメントする．

- E さんも兄弟も結婚歴はなく，出生家族のみの家族関係であり，結婚による親戚縁者との拡大家族関係の複雑さは経験してこなかっただろう．E さんは他県で働き，一人暮らしの期間が長かったことから，一人の自由さや身軽さが性格に合っていたのかもしれない．失業などを経て実家に戻り，兄弟三人での生活となったが，兄弟間での大きな問題はないようである．三人とも独身であるがゆえに 60 歳前後から実家での三人暮らしをあらためて始めることが可能であったように思う．兄の支援を受けての療養生活であり，兄への介護負担を申し訳なく思う気持ちがあり，それは兄も感じ取っていることであろう
- 認知機能が徐々に低下し，部屋が散らかるなどしているが，一人の時間をもつことができており，これまでの E さんの生活を反映した暮らしといえる

今後の療養生活の方向性

- E さんは自宅での療養生活を継続することを希望しているが，家族の介護力は高くはなく，認知機能がさらに低下し日常生活に多くの介護が必要になってきた場合，たとえば，訪問介護，短期入所，施設入所など，他のサービス導入を検討することも必要になるであろう

Eさんの関連図

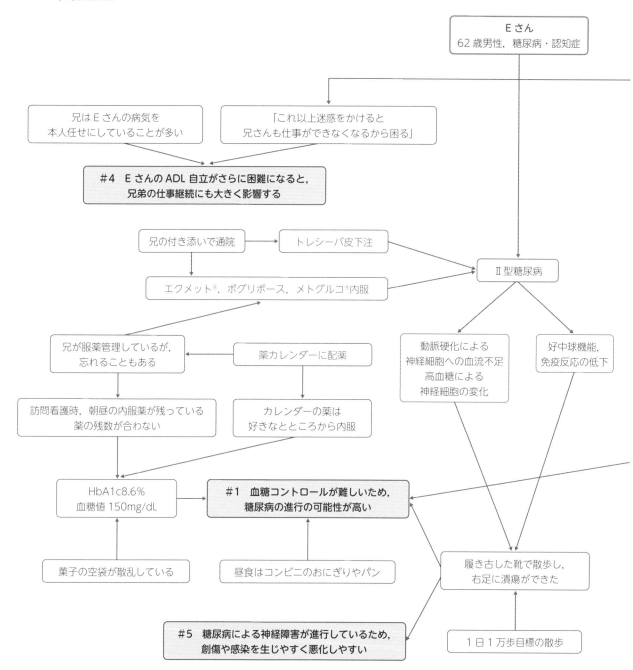

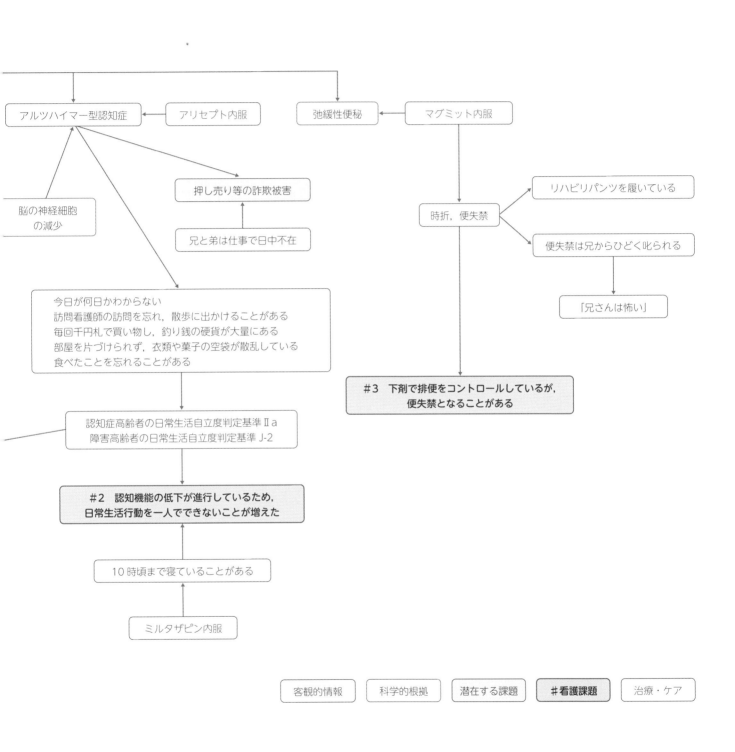

アルツハイマー型認知症 ← アリセプト内服

弛緩性便秘 ← マグミット内服

押し売り等の詐欺被害

脳の神経細胞の減少

兄と弟は仕事で日中不在

時折，便失禁 → リハビリパンツを履いている

便失禁は兄からひどく叱られる

「兄さんは怖い」

今日が何日かわからない
訪問看護師の訪問を忘れ，散歩に出かけることがある
毎回千円札で買い物し，釣り銭の硬貨が大量にある
部屋を片づけられず，衣類や菓子の空袋が散乱している
食べたことを忘れることがある

#3　下剤で排便をコントロールしているが，
　　　便失禁となることがある

認知症高齢者の日常生活自立度判定基準Ⅱa
障害高齢者の日常生活自立度判定基準 J-2

#2　認知機能の低下が進行しているため，
　　日常生活行動を一人でできないことが増えた

10 時頃まで寝ていることがある

ミルタザピン内服

| 客観的情報 | 科学的根拠 | 潜在する課題 | #看護課題 | 治療・ケア |

✓ E さんの看護課題の明確化・優先順位の決定・看護介入のポイント

#1　血糖コントロールが難しいため，糖尿病が進行する可能性が高い

　　運動療法は頑張って継続しているが，生活は不規則になりやすく，内服薬を飲み忘れるなど，適切に自己管理できない．そのため，訪問時の血糖値は 150 mg/dL，2 週間前のクリニック受診時の HbA1c は 6.8％であり，血糖値のコントロールが難しい．現在，糖尿病の合併症として神経障害がみられているが，高血糖が継続することで，さらなる合併症の出現も考えられる．E さんの安定した療養生活を維持するためには血糖値をコントロールできていることが大切である．E さんの生命維持に直結する問題であり，優先順位は高い．運動療法は頑張っている E さんの強みをいかしながら，不規則な生活を整え，薬の飲み忘れが減少するよう支援する．また，糖尿病の内服薬が多く，認知機能の低下した E さんには管理が困難であるため，処方を変更できないか医師に相談することも考える．

#2　認知機能の低下が進行しているため，日常生活行動を一人でできないことが増えた

　　アルツハイマー型認知症では，脳の神経細胞の減少に伴い，記憶障害，見当識障害などの認知機能障害がゆっくりと進行し，日常生活動作が一人ではできなくなる．E さんも一人でできないことには支援を得ながら，おだやかな療養生活を送れるよう支援を調整する必要がある．現在まさに生じている問題であり，療養生活の継続に影響するが，生命に直結するものではないため，優先順位は 2 位とした．

#3　下剤で排便をコントロールしているが，便失禁となることがある

　　下剤で排便コントロールしているものの，機能性の便失禁となってしまうことがあるようである．便失禁があると兄にひどく叱られるようで，ふだんは感情をあまり表に出さない E さんが「怖い」と表現するくらいなので，兄に叱られることはつらい体験なのだろう．下剤の内服は必要ではあるが，適量となるよう調整が必要である．
　　便失禁は E さんにとってつらいことだが，生命に直結するものではなく，毎日起こることではないため，優先順位は 3 位とした．

#4　E さんの ADL 自立がさらに困難になると，兄弟の仕事継続にも大きく影響する

　　E さんは長く一人暮らしをしていたが，60 歳前に実家に戻り兄弟での三人暮らしとなった．三人とも未婚の成人男性で，家族の情緒的なつながりはそれほど強いとは感じられない．兄が介護しているが，生活のためには仕事も大切で，介護に十分な時間と労力をかけられないのだろう．生命維持には直結せず，現在は大きな問題になっていないが，可能性のある問題であるため，優先順位は 4 位とした．家族を見守りながら，時期をみて，介護について兄弟と相談することが必要である．E さんを生活の中心に据えて熱心に介護すべきという考えを家族に押しつけることはできない．

#5　糖尿病による神経障害が進行しているため，創傷や感染を生じやすく悪化しやすい

　　血糖コントロールが難しく，神経障害が進行しているため，とくに下肢の創傷に注意する必要がある．創部は感染しやすい．#1 の問題に対処できれば，#5 への対処も可能と考えられるため，優先順位は高くない．散歩を安全に継続できる靴を準備するなど，なるべくけがをしないよう支援する必要がある．

🧭 E さんの包括的目標

「認知機能の低下，糖尿病の悪化を最小限にとどめ，兄弟の支援を得ながら在宅での療養生活を継続できる．」

E さんの看護計画

ここでは，#1 と #4 について看護計画を示す．

#1 血糖コントロールが難しいため，糖尿病が進行する可能性が高い

目標 ・兄弟の支援を得ながら服薬管理と食事療法に取り組むことができる

OP (observational plan；観察計画)

全身状態	・バイタルサイン（血圧，脈拍数，呼吸数，SpO_2，体温など） ・血糖値：週 4 回測定（月・水・金・土） ・HbA1c：月 1 回，内科クリニック受診時に採血 ・高血糖症状：口渇，多飲，多尿，体重減少，倦怠感など ・低血糖症状：冷や汗，動悸，意識障害，痙攣，手足の震えなど
合併症の症状	・糖尿病性神経障害の症状：感覚鈍麻，しびれ・痛み，こむら返り，発汗異常，顔面神経麻痺，立ちくらみ，排尿障害など ・糖尿病性網膜症：眼底検査の結果確認 ・糖尿病性腎症：腎機能検査の結果確認（尿蛋白，血尿，血中尿素窒素，糸球体ろ過量など）
生活	・インスリン注射と血糖測定の実施状況 ・服薬の状況：残薬の有無，服薬に関する E さんの言動 ・散歩以外の 1 日の様子 ・1 日 1 万歩目標の散歩の状況（時間帯や歩数，散歩する場所など） ・昼食の内容，間食について確認する ・部屋に散乱している菓子の空袋を確認する

TP (treatment plan；援助計画)

・訪問時にフットケアを実施する　……観察をしながら，足浴，爪切り，保湿クリーム塗布，足のマッサージを行う

EP (educational plan；教育計画)

・体調変化を感じた場合は，訪問看護ステーションへ連絡するよう説明する
・医師からの低血糖時の指示にしたがって対応するよう説明する
・受診時には，低血糖の出現頻度や，気になる症状について医師に報告するよう説明する
・コンビニで昼食を購入する際には，おにぎりやパンなど炭水化物に偏ることなく，惣菜やサラダなども加えるよう説明する
・服薬を自己管理できるよう支援する　……一包化し，内服する月日と朝昼晩眠前の別を記載し，服薬カレンダーに配薬するなど
・散歩は，空腹時や食前の時間帯を避けるように説明する（食後 1～3 時間の時間帯が望ましい）
・インスリン注射，血糖測定については，兄の実施状況を確認し，必要時には助言する
・兄にも，気になる症状などある場合は訪問看護ステーションへ連絡するよう依頼する

CP (collaboration plan；共同計画)

・服薬管理が難しい E さんの情報を医師に伝える
・気になる症状がある場合には主治医に報告する

［評価の視点］

　適切に服薬管理でき，また，食事療法として昼食が炭水化物に偏ることなく間食が減ることで，血糖値をコントロールでき，糖尿病の進行を遅らせられるかどうかが評価の視点となる．具体的には，受診時の HbA1c が正常範囲である 5.6% 未満となることを目標とする．

#4　E さんの ADL 自立がさらに困難になると，兄弟の仕事継続にも大きく影響する

目標　・現在の ADL を維持でき，家族との生活を継続する

OP（observational plan：観察計画）

全身状態	・ADL について観察する　……排泄，食事摂取，入浴，衣服の着脱など ・IADL について観察する　……ATM でお金を引き出すことができているか，買い物に不自由はないかなど
生活	・居室の様子を観察する（片づけの状態，ごみの処理など） ・整容について観察する（清潔な服装か，ひげは剃っているか，髪は整っているかなど） ・散歩の様子を聞く（距離，散歩に要する時間，疲労具合など） ・就寝時刻，起床時刻を確認する
兄弟の様子	・兄の体調，仕事と介護の両立の状態 ・兄の介護状況（内服への支援の状態，食事の準備など） ・兄の E さんの病気や介護に対する思い ・弟の E さんの病気や介護に対する思い

TP（treatment plan；援助計画）

・E さんの病状について適宜兄弟に伝える
・E さんが実施できそうな家事を相談し，訪問看護師とともに練習してみる（例：洗濯物を取り込み畳む，食器を洗うなど）

EP（educational plan；教育計画）

・時期をみて，兄の仕事継続のためにも居宅サービスの情報を提供する．たとえば，訪問介護を導入し，服薬の声かけや家事援助を依頼するなどがある
・E さんが継続できそうな服薬管理の方法を，E さん，兄とともに考える
・E さんへの介護方法を聞き，改善したほうがよい内容があれば提案する

CP（collaboration plan；共同計画）

・医師，ケアマネジャーと E さん宅の様子を情報共有する
・服薬管理が難しい E さんの情報を医師に伝える

↓

> [評価の視点]
> 認知症もあるため，ADL は徐々に低下していくと予測できるが，現在できていることは継続し，維持できること，そして，兄弟が仕事を継続し生活が守られたうえで，社会資源を活用しながら無理のない範囲で E さんの介護を継続できることが評価の視点である．

🎁 E さんの事例の意味

　それぞれに生活してきた兄弟が実家に集まり，再び家族として生活するようになりました．家族として E さんを看てやりたい一方で，兄弟にも自分の仕事や生活があり，介護を生活の中心に据えることはできない現実があります．E さん兄弟の関係は淡泊のようにみえますが，これまでの家族関係を反映したものなのでしょう．家族関係，兄弟関係はそれぞれですし，個人差があり，考え方もさまざまです．E さん兄弟の関係と考え方を尊重して看護するとともに，サービスの調整を提案していきます．

文献

[第1章の文献]

1) 松村ちづか（2009）：なぜ，対象者の意思を尊重するのか．「在宅看護論」，木下由美子編著，医歯薬出版，pp12-35.

[第2章の文献]

1) 厚生労働省：2021年国民生活基礎調査の概況．
   https://www.mhlw.go.jp/toukei/saikin/hw/k-tyosa/k-tyosa21/index.html （2023.5.8.アクセス）
2) 厚生労働省：2019年国民生活基礎調査の概況．
   https://www.mhlw.go.jp/toukei/saikin/hw/k-tyosa/k-tyosa19/index.html （2023.5.8.アクセス）
3) 中野明（2018）：マズローを読む 著作から読み解く人間性心理学．アルテ．
4) 厚生労働省：訪問看護ステーションの利用者の状況．
   https://www.mhlw.go.jp/toukei/saikin/hw/kaigo/service16/dl/kekka-gaiyou_03.pdf （2023.5.7.アクセス）
5) 竹内義晴：相手と分かりあう言語コミュニケーション3つの種類と機能．
   https://shigotonomirai.com/3function-verbal-communication （2023.5.8.アクセス）
6) カオナビ人事用語集：ノンバーバル/非言語コミュニケーションとは．
   https://www.kaonavi.jp/dictionary/non-verbal-communication （2023.5.8.アクセス）
7) 藤崎郁（2009）：フィジカルアセスメント完全ガイド．学研．
8) 川崎優子（2017）：看護者が行う意思決定支援の技法30．医学書院，p2.

[第3章の文献]

1) 理学療法士協会．
   https://www.japanpt.or.jp/about_pt/therapist/ （2023.9.24.アクセス）
2) 日本作業療法士協会：「作業療法ってなんですか」．
   https://www.jaot.or.jp/files/page/kankobutsu/pdf/21_pamphlet.pdf （2023.9.24.アクセス）
3) 日本言語聴覚士協会．
   https://www.japanslht.or.jp/what/ （2023.9.24.アクセス）
4) 厚生労働省：在宅患者訪問薬剤管理指導について．
   https://www.mhlw.go.jp/content/12404000/000823125.pdf （2023.9.24.アクセス）
5) 前田佳予子：在宅ケアにおける管理栄養士の役割．
   https://www.mhlw.go.jp/content/10802000/001086107.pdf （2023.9.24.アクセス）
6) 矢野目英樹：管理栄養士による在宅医療における栄養食事管理．
   https://www.mhlw.go.jp/content/10800000/000969935.pdf （2023.9.25.アクセス）
7) 日本歯科衛生士会：歯科衛生士の仕事とは．
   https://www.jdha.or.jp/aboutdh/ （2023.9.26.アクセス）
8) コレカラ進路．
   https://korekarashinro.jp/special/consult/work/rescue/ （2023.10.1.アクセス）
9) 日本訪問診療機構：在宅療養支援診療所．
   http://jvmm.jp/zaitaku-intro.php （2023.9.27.アクセス）
10) 総務省：「令和4年版 救急・救助の現況」の公表．
   https://www.soumu.go.jp/main_content/000856261.pdf （2023.9.30.アクセス）

索引

療養者が望む暮らしを支える
地域・在宅看護過程　　　　　　　ISBN978-4-263-23775-5

2023年11月20日　第1版第1刷発行

編著者　尾　崎　章　子
　　　　蒔　田　寛　子
発行者　白　石　泰　夫

発行所　医歯薬出版株式会社

〒113-8612　東京都文京区本駒込1-7-10
TEL. (03)5395-7618(編集)・7616(販売)
FAX. (03)5395-7609(編集)・8563(販売)
https://www.ishiyaku.co.jp/
郵便振替番号 00190-5-13816

乱丁, 落丁の際はお取り替えいたします　　　　　印刷・あづま堂印刷／製本・皆川製本所
© Ishiyaku Publishers, Inc., 2023. Printed in Japan

本書の複製権・翻訳権・翻案権・上映権・譲渡権・貸与権・公衆送信権（送信可能
化権を含む）・口述権は, 医歯薬出版(株)が保有します.
本書を無断で複製する行為（コピー, スキャン, デジタルデータ化など）は,「私
的使用のための複製」などの著作権法上の限られた例外を除き禁じられています.
また私的使用に該当する場合であっても, 請負業者等の第三者に依頼し上記の行為
を行うことは違法となります.
JCOPY ＜出版者著作権管理機構 委託出版物＞
本書をコピーやスキャン等により複製される場合は, そのつど事前に出版者著作権
管理機構（電話 03-5244-5088, FAX 03-5244-5089, e-mail：info@jcopy.or.jp）の
許諾を得てください.